BIBLIOTHÈQUE MÉDICALE

PUBLIÉE SOUS LA DIRECTION

DE MM.

<table>
<tr><td>J.-M. CHARCOT
Professeur à la Faculté de médecine
de Paris,
membre de l'Institut.</td><td>G.-M. DEBOVE
Professeur à la Faculté de médecine
de Paris,
membre de l'Académie de médecine
médecin de l'hôpital Andral.</td></tr>
</table>

L'HYGIÈNE ALIMENTAIRE

PAR

H. POLIN & H. LABIT

Médecins-majors de l'Armée

Lauréats de l'Académie de médecine

PARIS

RUEFF ET Cⁱᵉ ÉDITEURS

106, BOULEVARD SAINT-GERMAIN, 106

—

HYGIÈNE ALIMENTAIRE

CONSIDÉRATIONS GÉNÉRALES

NUTRITION EN GÉNÉRAL. — RÔLE DES CELLULES. — ALIMENTS. — INANITION ET INANITIATION. — ALIMENTS TERNAIRES ET QUATERNAIRES. — SELS MINÉRAUX. — RÉGIME. — PLAN DE L'OUVRAGE.

NUTRITION EN GÉNÉRAL, RÔLE DES CELLULES.

Les organes qui entrent dans la constitution du corps humain se réduisent, en dernière analyse, à des cellules simples ou différenciées unies ou séparées par une substance fondamentale plus ou moins abondante qui est le produit de leur activité. La cellule est vivante, c'est-à-dire capable de se nourrir et de se reproduire. Elle vit dans un milieu intérieur liquide qui, chez l'homme, est le sang, par l'intermédiaire duquel elle reçoit les éléments de sa nutrition et se débarrasse des déchets de son fonctionnement. Le sang, que Bordeu appelait, à juste titre, « chair coulante » est donc le liquide nourricier du corps : il apporte aux cellules des matériaux qui se fixent sur elles et remplacent ceux qui sont usés (albumine de constitution), et d'autres qui fournissent à leur activité sans entrer dans leur constitution (albumine circulante).

La nutrition envisagée dans l'élément cellulaire se compose de trois actes successifs :

1° Pénétration de la matière nutritive;

2° Appropriation de cette matière aux besoins de l'élément : *assimilation*;

3° Rejet des produits usés : *désassimilation*.

Un milieu liquide est l'intermédiaire indispensable de tous ces actes.

Des deux mouvements d'assimilation et de désassimilation, le premier l'emporte sur le second, le second sur le premier, ou il y a équilibre. Le premier état est celui de l'enfant pendant la période de croissance, le second celui du vieillard, le troisième celui de l'adulte normal. L'ensemble de la nutrition est subordonné au système nerveux et peut-être à un centre régulateur spécial que semble démontrer la possibilité d'agir sur cette fonction par la suggestion (Debove).

LES ALIMENTS.

Mais le sang qui ne contient qu'une provision limitée de matériaux nutritifs, s'épuiserait rapidement si l'organisme n'était doté d'un appareil destiné à lui en élaborer de nouveaux : l'appareil digestif, véritable laboratoire, qui a pour fonctions de rendre solubles et assimilables les *aliments* empruntés au monde extérieur. Son intervention est nécessitée par ce fait que, si les végétaux peuvent se contenter, pour leur nutrition, de combinaisons chimiques assez simples, comme l'acide carbonique, l'ammoniaque, etc... l'homme a besoin, pour se réparer, de substances ayant subi une première élaboration qui les a rapprochées, pour la composition, de ses propres tissus. « Il y a corrélation intime, entre la constitution d'un organisme, et les aliments que cet organisme doit ingérer » dit Beaunis : c'est pourquoi l'homme doit emprunter sa nourriture au règne animal en première ligne, et ensuite au règne végétal. Le règne minéral ne lui en fournit guère.

Les aliments se réduisent à un petit nombre de principes fondamentaux diversement combinés : carbone, hydrogène, oxygène, azote, pour ne citer que les plus importants. Les phénomènes intimes de la nutrition sont des oxydations, comme l'a bien vu, le premier, Lavoisier, et les produits de ces oxydations, véritables scories, sont rejetés de l'organisme sous forme d'urée par l'urine et les fèces, et d'acide carbonique par la respiration et l'exhalation cutanée. Le combustible est fourni par la respiration : c'est l'oxygène. De leur conflit résulte la production de la chaleur animale, dont une partie lutte contre le refroidissement périphérique et l'autre se transforme en activité. Les aliments, dit J. Arnould « sont une force latente cédée à l'organisme qui la rendra en phénomènes dynamiques de tout ordre : travail physique et travail intellectuel. »

Sont donc seules capables de fournir des aliments, les substances qui n'ont pas encore subi l'oxydation complète.

On a souvent comparé, avec raison, l'organisme humain à une machine : machine merveilleuse sachant utiliser le combustible qui lui est fourni non seulement à produire de la chaleur et du travail mécanique, mais encore à entretenir ses propres éléments de façon à ne pas s'user.

LA FAIM.

La sensation qui avertit l'homme du besoin de réparer ses pertes est la *faim :* elle est plus ou moins intense suivant l'activité des organes et l'intégrité des fonctions de nutrition. Elle se manifeste, suivant Beaunis, quand la perte de poids atteint 600 grammes, avec des variations individuelles créées par l'habitude. Vaguement localisée au creux épigastrique, la sensation de la faim, comme celle de la soif, répond plutôt à un état général et ne saurait être apaisée que par des éléments réparateurs. On peut pourtant en retarder artificiellement l'apparition en anesthésiant la muqueuse gastrique par la coca, l'opium, etc...

L'INANITION.

La privation complète d'aliments constitue l'*Inanition*. Dans cet état, l'organisme continue à produire de la chaleur et du mouvement; mais il en emprunte les matériaux à sa propre substance; il fait de l'*autophagie*, dévore ses réserves en commençant par la graisse, comme le font les animaux hibernants, puis passe à l'albumine circulante et à l'albumine de constitution, non sans qu'il en résulte une diminution de l'urée excrétée, et de l'intensité des échanges respiratoires; et cela continue jusqu'à ce qu'il ait perdu les 4/10 de son poids, s'il est adulte, 2/10 s'il est jeune; après quoi la vie s'éteint. L'homme supporte l'inanition en moyenne 5 ou 6 jours. Les exemples comme ceux de Tanner, de Succi et autres jeûneurs célèbres, seront toujours des exceptions. Il n'est pas question ici, non plus, de certains états pathologiques où la nutrition étant réduite à un minimum, le jeûne peut être supporté impunément pendant un assez long temps.

La mort par inanition est d'autant plus prompte que les combustions organiques sont plus énergiques : les animaux à sang froid la supportent beaucoup plus longtemps que les animaux à sang chaud; la résistance augmente encore avec l'état d'embonpoint.

INANITIATION.

La mort survient aussi, mais au bout d'un temps plus long, si l'organisme ne reçoit qu'une des variétés des éléments de réparation qui lui sont nécessaires, dans les régimes exclusifs, par exemple, même si ces régimes sont abondants. C'est à cet état, qu'il ne faut pas confondre avec le précédent, qu'on donne le nom d'*Inanitiation*.

COMPOSITION DES ALIMENTS.

Les *aliments* ont une composition variable suivant leur nature et leur origine, et contiennent, en diverses proportions et associés de mille manières, les principes fondamentaux que nous avons énumérés. Peu d'entre eux les contiennent tous et sont, à proprement parler, des aliments complets : tels sont le lait, les œufs.

Suivant qu'il entre dans leur constitution de l'azote, de l'oxygène, de l'hydrogène et du carbone, ou seulement ces trois derniers éléments, les aliments sont dénommés *quaternaires ou azotés*; *ternaires ou hydrocarbonés*. Après les travaux de Dumas et de Liebig, on crut que les premiers étaient uniquement destinés à réparer directement les cellules en se fixant sur elles, d'où le nom d'*aliments d'assimilation, plastiques, réparateurs*, qu'on leur imposa; et que les seconds, au contraire, sans intervenir dans la réparation des cellules, n'étaient que des éléments de combustion fournissant à la production de chaleur et de travail; on les nomma, pour cette raison, *respiratoires, thermogènes*, etc...

Cette division trop catégorique ne répond pas aux faits, et on sait aujourd'hui que les aliments dits plastiques sont capables, eux aussi, de concourir à la production de chaleur : la matière glycogène qui joue un si grand rôle dans ce phénomène peut dériver de ces aliments par une série de dédoublements très complexes; un chien nourri exclusivement de viande en fabrique autant que celui qu'on alimente en féculents. Celui qui est privé de nourriture brûle successivement d'abord sa graisse, puis ses autres tissus, de sorte que tous produisent de la chaleur. Au contraire, chez l'animal qui engraisse, une certaine quantité des aliments dits respiratoires se transforme en éléments plastiques.

Il existe dans la composition des tissus et des humeurs, outre les combinaisons azotées et hydrocarbonées, des sels (chlorures, carbonates, phosphates) à base de potasse, de soude, de chaux; du soufre, du phosphore, du fer, du manganèse, etc. Ces sels doivent se retrouver dans l'alimentation. Ce ne sont pas des aliments à proprement parler; ils ne subissent aucune modification dans l'organisme et prennent seulement la place des sels éliminés; on ne saurait cependant en supporter longuement la privation, qui entraîne la mort par inanition minérale précédée de troubles généraux très graves; de tous les sels, le plus indispensable est le chlorure de sodium dont la suppression entraîne la diminution de l'acide chlorhydrique du suc gastrique, l'anorexie et la difficulté de digérer; et, après lui, les sels de chaux, nécessaires à l'accroissement et au maintien du squelette. Enfin l'eau préside à tous les échanges et doit être restituée sous peine de leur arrêt.

S'il n'existe pas d'aliment complet en dehors du lait qui ne saurait convenir qu'à la première période de la vie et à des états pathologiques, l'homme ne peut se contenter d'un aliment unique sans tomber dans l'inanitiation réalisée par la misère physiologique, à la suite des expéditions lointaines et prolongées, et dont l'hydropisie famélique, la déglobulisation, la dépression morale sont les symptômes. La privation partielle des aliments est plus ou moins bien supportée suivant qu'elle comporte le *manque* ou l'*insuffisance* d'aliments azotés ou hydrocarbonés, la seconde étant toujours mieux supportée que la première; la diète de sels minéraux aboutit à des accidents graves dont le scorbut est le type, etc.... Il faut donc, dans une juste mesure, associer les aliments entre eux.

LE RÉGIME; INFLUENCES QUI LE FONT VARIER.

Cette association constitue le *Régime*. On emprunte les aliments au règne végétal ou au règne animal, et on peut trouver, d'un côté comme de l'autre, les éléments d'un régime complet.

Mais, en s'adressant au premier exclusivement, on n'obtient la quantité d'azote nécessaire qu'en accroissant la quantité de nourriture dans des proportions incompatibles avec une digestion régulière : l'azote végétal est, d'ailleurs, difficile à assimiler. En se bornant au règne animal, on trouve facilement la proportion d'azote, péniblement celle de carbone nécessaire. Il est donc préférable d'associer les deux règnes dans un but commun. L'homme, bien qu'il puisse se contenter d'un régime exclusif, n'est ni un herbivore ni un carnivore; de par son système dentaire, son tube digestif, sa glande pancréatique, il est *omnivore*.

Le régime se modifiera suivant qu'il s'adressera à un organisme en équilibre, en voie de croissance, ou en voie de décroissance; c'est-à-dire que l'enfant chez qui la recette l'emporte sur la dépense devra, sous peine de troubles tels que scrofule, rachitisme, débilité générale, prédisposition à la tuberculose, recevoir relativement plus d'aliments que l'adulte et surtout que le vieillard qui offre les conditions inverses. Chez l'adulte en santé, le régime devra s'inspirer de l'état de travail ou de repos, de la profession, du climat, de la saison, et du tempérament qui est la résultante, selon Bouchard, des variations individuelles de l'activité nutritive.

Un trouble permanent des mutations nutritives qui n'est souvent que l'exagération du tempérament, et que l'hérédité impose quelquefois, est la transition de l'état physiologique à l'état morbide : c'est la diathèse. Chez les diathésiques, le régime doit être modifié. Enfin, dans l'état de maladie confirmée, dans les pyrexies, la nutrition est plus profondément compromise par l'action combinée du processus morbide et de la diète à laquelle il condamne le malade ; elle est non moins troublée dans les affections chroniques, arthritisme, tuberculose, diabète, chlorose : autant de régimes différents à instituer.

Le système nerveux, avons-nous dit, est le régulateur des fonctions de nutrition, comme de toutes les fonctions organiques. Ses altérations retentissent fatalement sur ces fonctions ; il en est le modificateur indirect. Citons comme exemples l'anorexie des hystériques dont on peut quelquefois vaincre la ténacité par la suggestion ; l'anorexie ou la boulimie de certaines maladies mentales, etc.... On sait aujourd'hui qu'à l'anorexie des mélancoliques, correspond la diminution du suc gastrique, tandis qu'on en observe l'accroissement chez les maniaques.

Les aliments sont souvent, par eux-mêmes, une source d'accidents ou de maladies parce qu'ils recèlent, ajoutées avec intention ou introduites accidentellement, des substances toxiques ; ou bien parce qu'ils exercent, par leur nature, une influence nuisible sur la nutrition : tels l'alcool, le plomb, le mercure. Plus redoutables encore sont les altérations microbiennes de la putréfaction et des maladies infectieuses qui des animaux peuvent se transmettre à l'homme par la voie bucco-intestinale.

De connaissance récente et encore incomplète, ces altérations intéressent au plus haut point l'hygiéniste.

Les considérations générales qui précèdent nous ont conduit à adopter l'ordre suivant dans le développement de cet ouvrage :

1° Étude sommaire de la fonction digestive ;

2° Aliments et boissons, leurs altérations et falsifications ;

3° Conditions générales qui peuvent avoir de l'influence sur l'alimentation ;

4° Le régime chez l'enfant, l'adulte, le vieillard ;

5° Les régimes spéciaux ou cures (régime lacté, **cure** de petit-lait, koumys, etc.).

6° Le régime dans quelques diathèses ou maladies.

CHAPITRE PREMIER

De la digestion.

Les phénomènes de la digestion sont aujourd'hui assez bien connus grâce aux nombreux travaux entrepris sur cette question par les auteurs français et allemands.

Il faut, au début de cette étude, rappeler la grande division des aliments en azotés, appelés encore albuminoïdes, et hydrocarbonés.

Le type des premiers est la viande; la graisse, le sucre, l'amidon sont les hydrocarbonés les plus usités.

Chacun d'eux est l'objet d'un mode particulier de digestion ou solubilisation qui commence aussitôt que l'aliment est introduit dans la cavité buccale.

DIGESTION BUCCALE. — LA SALIVE.

C'est, en effet, dans cette cavité qu'est déversée la salive qui transforme, au moins en partie, l'amidon en dextrine et en glucose. Sécrétée par trois paires de glandes dont le produit individuel est différent, elle forme, au total, un liquide alcalin, clair, un peu onctueux, dont l'élément caractéristique, au point de vue qui nous occupe, est la ptyaline, ferment de nature albuminoïde qui saccharifie l'amidon et se forme dans les cellules glandulaires. Il est sécrété de 500 à 1500 grammes de salive par jour.

La salive imbibe, ramollit, lubrifie les aliments et en aide la déglutition. Elle joue dans la digestion un rôle réel, quoique secondaire, à cause de la brièveté du séjour intrabuccal du bol alimentaire : son action se continue, mais faiblement, dans l'estomac. La sécrétion de la salive est sous la dépendance du système nerveux : elle exige l'intégrité du goût, de l'odorat et du tact de la muqueuse buccale; la seule influence d'une impression psychique, la peur, l'émotion, le souvenir d'un mets agréable, suffisent à l'exagérer comme à la suspendre.

La mastication incomplète, le mauvais état des dents, les paralysies du trijumeau ou du facial en diminuent la quantité, de même que les états fébriles, le mal de Bright, le diabète. Les irritations buccales par lésion directe de la muqueuse, l'élimination d'un sel mercuriel, iodé, en accroissent la production. Ordinairement alcaline, elle devient acide sous l'influence de quelques maladies générales et des fermentations dont la bouche peuplée de microbes est le siège constant.

DIGESTION STOMACALE. — LE SUC GASTRIQUE.

Les phases réellement importantes de l'acte digestif commencent dans l'estomac.

La digestion stomacale destinée à solubiliser les albuminoïdes, comprend des phénomènes chimiques et des phénomènes moteurs. Les premiers ont pour résultat la division, l'hydratation, la dissolution partielle des substances ingérées; les seconds brassent ces substances pendant la digestion, et les précipitent, solubilisées, vers l'orifice pylorique.

Les recherches récentes ont éclairé beaucoup de particularités du chimisme stomacal. Il se résume dans l'action du suc gastrique sur les albuminoïdes qu'il transforme en *syntonine*, *propeptone* et *peptone*, trois étapes successives de la même modification : chacun de ces albuminates donne lieu à des réactions différentes qui permettent d'apprécier jusqu'à quel point l'estomac remplit son rôle. On étudie les phénomènes chimiques de la digestion gastrique au moyen de prélèvements sur le contenu du viscère, une heure après un repas d'épreuve, avec le tube de Debove.

Le suc gastrique sécrété par des cellules particulières (cellules bordantes), est essentiellement caractérisé par sa réaction acide et la présence de deux ferments, la *pepsine* et la *présure* ou *lab-ferment*. A l'état de jeûne, l'estomac ne renferme pas d'acide libre. Cet acide qui, comme nous le verrons, est l'acide chlorhydrique, est un produit réactionnel né sur place au moment de l'excitation alimentaire, et qui résulte de l'action des éléments glandulaires en dissolution digestive sur certains chlorures métalliques déversés par le sang (Winter).

Le suc gastrique n'est sécrété avec toutes ses propriétés qu'en présence de la stimulation des aliments digestibles. L'estomac renferme en outre du mucus et des ferments organisés, les uns utiles à la digestion, d'autres indifférents, d'autres enfin nuisibles : ces derniers donnent naissance, dans les cas pathologiques, à des fermentations anormales, à un dégagement de gaz parfois inflammables, et à la production de ptomaïnes qui jouent un grand rôle, par le mécanisme de l'auto-infection, dans le syndrome « dilatation gastrique » de M. Bouchard. Suivant que les fonctions de l'estomac sont exaltées ou amoindries, on a l'hyperpepsie et l'hypopepsie pouvant aller jusqu'à l'apepsie, caractères qui servent à classer les maladies gastriques, et guident dans le choix de leur traitement.

L'acide du suc gastrique, dont la nature a donné lieu à tant de discussions, est l'acide chlorhydrique. L'acidité totale de cette sécrétion résulte d'ailleurs d'autres éléments associés à celui-ci : acide chlorhydrique combiné aux matières organiques, acide lactique libre ou combiné résultant des fermentations, phosphates acides. Le taux de l'acidité varie avec les phases de la digestion, et atteint son maximum à l'état normal au bout d'une heure : il s'élève alors à 1,40 ou 2 %/%; on l'apprécie au moyen de divers réactifs colorants très sensibles, réactif de Gunsbourg, vert brillant, etc., et l'analyse quantitative repose aujourd'hui sur des méthodes ingénieuses dont la connaissance est due à MM. Hayem et Winter, Mathieu et Rémond, Leube, etc., etc.

L'acidité gastrique n'est qu'un des éléments de la digestion, car il n'est pas certain que la dissolution des albuminoïdes s'opère dans l'estomac qui n'a peut-être qu'un rôle de préparation. Elle peut s'accroître dans de larges proportions, et l'excès résulte d'une hypersécrétion d'acide chlorhydrique libre (hyperchlorhydrie) ou de la formation exagérée d'acides de fermentation qu'on observe dans l'hypochlorhydrie. Hyperacidité et hyperchlorhydrie sont donc loin d'être synonymes. L'hyperacidité, dont la permanence fatigue l'estomac, entrave la digestion des féculents commencée dans la bouche, et n'entraine pas une facilité plus grande dans l'acte de la digestion, tout au contraire : elle joue un rôle pathogénique important dans l'ulcère rond. L'hypoacidité ne s'entend que de la diminution d'HCl. car elle s'accompagne plutôt d'une exagération des acides organiques : elle peut coïncider avec un état général satisfaisant, bien que la digestion gastrique soit presque nulle, le duodénum se chargeant alors de tout le travail : on la rencontre dans le cancer, la neurasthénie, l'anémie pernicieuse, etc.

La pepsine, diastase analogue à la ptyaline, ferment spécial sécrété par les cellules principales de Heidenhain, est inerte dans un milieu alcalin; elle n'exerce son pouvoir dissolvant qu'en présence d'une quantité convenable d'HCl. Elle transforme, dans ces conditions, les albuminoïdes en peptones.

La présure, *lab-ferment* de Hammarsten, coagule le lait.

Le suc gastrique doit à son acidité un pouvoir antiseptique assez énergique qui nous préserve de quelques infections. Toutefois il semble que le virus tuberculeux puisse lui échapper.

Leven n'accorde à l'estomac qu'un rôle de dissociation des albuminoïdes, d'imprégnation : ses expériences ne sont pas probantes.

Le rôle de l'estomac est un rôle chimique favorisé par des phénomènes mécaniques. La transformation des albuminoïdes en peptones opérée, le pylore s'entr'ouvre, et laisse passer le contenu du ventricule gastrique, au bout d'un temps qui varie de 4 à 8 heures. Pendant toute la durée de la digestion, les aliments sont brassés par les contractions péristaltiques, sous la dépendance du pneumo-gastrique et du grand sympathique. Le pylore peut être atteint de spasme sous l'influence de troubles nerveux ou par action réflexe venue de l'irritation gastrique : la dilatation de l'estomac en résulte ; inversement, il peut se montrer insuffisant.

La digestion normale n'est pas douloureuse.

Le suc gastrique dissout rapidement la chair musculaire, et la peptonise ; il digère bien les tissus cellulaires, lentement les tissus fibreux, plus lentement encore les os, point le sarcolemme et les noyaux des fibres musculaires. Les substances végétales riches en cellulose s'y dissolvent avec une grande lenteur : les tissus élastiques, épidermiques, la graisse, l'amidon y sont réfractaires.

La peptone est directement assimilable ; injectée dans les veines, elle ne reparaît pas dans les urines. Obtenue artificiellement, elle suffit à entretenir la vie, à condition qu'on en donne un gramme par kilogramme d'animal et qu'on l'associe à la graisse et au pain. Elle doit être réservée à l'alimentation par la voie rectale.

Les sels en solution concentrée (iodure et bromure de potassium), l'alcool, le vin, la bière et la glace à hautes doses entravent la digestion gastrique. Certaines substances ont la propriété de déterminer la sécrétion de la pepsine : Schiff, qui a le plus récemment repris les expériences à ce sujet, a admis la théorie des peptogènes et placé parmi eux, en première ligne, le bouillon et la dextrine.

De la digestion gastrique résulte le *chyme*, bouillie

grisâtre composée d'albumines en partie peptonisées, de graisses en gouttelettes huileuses, d'amylacés modifiés par la salive, de sucre et de sels en dissolution, de substances indigestes, de boissons, de salive et de suc gastrique, le tout à réaction acide (Viault et Jolyet). Alors commence la digestion duodénale.

DIGESTION INTESTINALE.

C'est dans l'intestin que se perfectionnent et se terminent les réactions chimiques dont le terme est l'élaboration des aliments : tous sont remaniés, les graisses émulsionnées, le sucre interverti. A cette phase du travail digestif collaborent le pancréas, le foie, et les innombrables glandes intestinales.

Le suc pancréatique déversé dans le duodénum contient principalement trois ferments albuminoïdes, *trypsine* ou *pancréatine* qui agit sur les albuminoïdes; ferment diastasique ou *amylapsine*, qui agit sur les hydrocarbonés de la série amylacée; ferment saponifiant ou *stéapsine*, qui émulsionne les graisses. Le premier transforme les albuminoïdes en peptones, comme la pepsine; les mêmes tissus lui sont réfractaires ; mais ici la digestion s'opère dans un milieu alcalin, et la présence de la bile qui entraverait la digestion gastrique, favorise la digestion duodénale, tandis que la réaction acide l'arrête. Dans la digestion intestinale interviennent encore d'innombrables microbes qui déterminent une véritable putréfaction. Le second ferment, *amylapsine*, agit comme la diastase salivaire sur les amylacés, mais avec plus d'énergie. Le troisième saponifie la graisse et la dédouble en glycérine et en acides gras : ceux-ci, mis en liberté, se combinent avec des bases pour former des savons.

La digestion duodénale atteint son maximum vers la septième ou neuvième heure ; la sécrétion s'opère par le mécanisme de la fonte cellulaire. La bile ne paraît avoir aucune action digestive ; elle neutralise le chyme et crée le milieu alcalin, concourt à saponifier les acides gras, et joue le rôle d'excitant des contractions intestinales et d'antiputride. De son insuffisance naît la constipation, de son hypersécrétion, la diarrhée bilieuse.

On n'est pas d'accord sur les fonctions du suc intestinal versé par les glandes de Brünner et de Lieberkühn; tour à tour considéré comme nul et comme analogue, au degré près, au suc pancréatique, il a le pouvoir, pense Cl. Bernard, d'intervertir le sucre de canne, qui n'est assimilable que sous forme de glucose. La digestion intestinale est activée par des mouvements péristaltiques et antipéristaltiques sous la dépendance des plexus d'Auerbach et de Meissner, et du nerf d'arrêt splanchnique.

L'acide carbonique, la nicotine, la caféine, les purgatifs, la diarrhée accélèrent ces mouvements; la morphine, l'atropine, l'hystérie, l'hypochondrie, la constipation les paralysent.

L'intestin est un milieu de culture excellent pour les microbes, en très grand nombre, ses commensaux habituels ou introduits avec les aliments : ces micro-organismes, par les diastases qu'ils sécrètent, ajoutent leur action à celle des sucs digestifs.

L'absorption s'opère tout le long du tube intestinal au moyen de l'épithélium des villosités, du tissu lymphoïde, des vaisseaux sanguins et chylifères. C'est un phénomène vital, et la cellule de revêtement qui en est l'agent ne se borne pas à laisser filtrer la matière dissoute; elle la transforme au passage, de façon à la rendre utilisable par les tissus. Les sels solubles, l'eau, le glucose, les peptones diffusibles, sont seuls justiciables d'une absorption directe : l'usage des lavements alimentaires est basé sur cette remarque. Nous avons vu les matières grasses se dédoubler en glycérine et acides gras : la glycérine se combine, à l'état naissant, avec l'acide phosphorique mis en liberté par l'action du suc gastrique sur les phosphates alimentaires, et pénètre dans l'économie comme acide phospho-glycérique.

Les acides gras se combinent aux bases et forment des

savons absorbables. Les graisses qui n'ont pas été décomposées dans le tube digestif s'oxydent beaucoup plus lentement que la glycérine et les acides gras : elles sont saisies par les cellules adipeuses et s'y enkystent.

L'absorption terminée, il reste dans le gros intestin un résidu de portions insolubles, de produits de dédoublements, de substances excrémentielles, de débris épithéliaux, de microbes, expulsés sous le nom de bol fécal.

Les fermentations putrides de l'intestin donnent naissance à des produits tels que l'indol, le scatol, le phénol, les acides gras volatils et des gaz, et à un grand nombre de ptomaïnes signalées et bien étudiées par M. Bouchard.

CHAPITRE II

Des aliments en général.

DÉFINITION DE L'ALIMENT.

Toute substance capable d'entretenir le fonctionnement de l'organisme et de réparer ses pertes mérite le nom d'*aliment*.

Toutefois, si l'on veut donner à ce mot une acception plus restreinte, on le réservera pour désigner « les principes absorbés qui se transforment dans le corps de manière à mettre de l'oxygène en liberté » (G. Sée), les matières oxydables, en un mot. Dans cette manière de comprendre la signification de l'aliment, l'eau, les sels, qui ne subissent aucune transformation et ne font que prendre la place des matériaux similaires éliminés, jusqu'à ce qu'ils soient éliminés à leur tour, ne sont pas des aliments. Cela n'est pas douteux, mais il n'en est pas moins nécessaire de les restituer à l'économie sous peine de voir survenir les accidents les plus graves. Qu'on les considère ou non comme des aliments, il faut étudier ces puissants modificateurs; au surplus, il suffit de s'entendre.

CLASSIFICATION DES ALIMENTS.

Il n'existe plus actuellement de classification des aliments basée sur un rôle spécial hypothétique qu'ils seraient appelés à jouer dans l'économie. La seule admise repose sur l'examen de leur composition chimique ; c'est celle que nous adopterons. Envisagés à ce point de vue, ils se divisent en :

1° Protéiques ou albuminoïdes (quaternaires), dans la constitution desquels entrent de l'azote, du carbone, de l'oxygène, de l'hydrogène, et accessoirement du soufre, du phosphore, du fer, etc. ;

2° Hydrocarbonés (ternaires), qui ne contiennent que de l'hydrogène, de l'oxygène et du carbone ;

3° Sels minéraux ;

4° Eau.

Mais bien qu'on ait abandonné la classification de Liebig comme trop catégorique, il n'en est pas moins vrai que le rôle des albuminoïdes consiste surtout dans la reconstitution des organes, celui des hydrocarbonés dans la production de la chaleur, dans le fonctionnement de la machine : seulement il n'y a rien d'exclusif dans ce rôle, et la machine peut produire de la chaleur avec des albuminoïdes seuls, et fixer de la graisse avec des hydrocarbonés uniquement fournis. Quand les albuminoïdes y sont introduits en excès, une partie de ces éléments se fixe, l'autre sert directement aux combustions. C'est ce que, dans l'ancienne manière de voir, on qualifiait de consommation de luxe.

La formule des hydrocarbonés est telle que l'hydrogène et l'oxygène y figurent dans la proportion strictement nécessaire pour former de l'eau. Tout l'oxygène emprunté à l'extérieur est donc employé à comburer le carbone, et le résultat de cette combustion, c'est la production d'eau et d'acide carbonique, produits d'une oxydation complète. Dans la combustion des albuminoïdes, une partie de l'oxygène est employée à former de l'eau et de l'urée, et la chaleur de combustion fournie, par rapport à l'oxygène employé, est moins considérable.

RÔLE DES ALBUMINOÏDES.

Albuminoïdes ou protéiques. — Les albuminoïdes sont transformés en peptones par le suc gastrique; ils sont éliminés, après oxydation incomplète, sous forme d'urée et d'acide urique qui retiennent encore une certaine proportion d'azote, et se retrouvent principalement dans l'urine et les fèces.

Leur composition, dont nous avons énuméré plus haut les éléments, serait beaucoup plus complexe d'après les recherches récentes; M. Gautier pense qu'elles ont toutes pour base, pour « squelette » des composés cyanhydriques que l'économie éliminerait au dehors, comme dangereuses, sous forme de leucomaïnes. Arnaud les considère comme essentiellement constitués par trois ordres de principes immédiats, les hydrocarbonés, les corps gras et le cyanate d'ammoniaque; en un mot, ce seraient des polycyanates d'ammoniaque ou des polyurées composées, dans l'édifice desquelles figurent essentiellement des radicaux d'hydrocarbonés et de corps gras remplaçant un même nombre d'éléments d'hydrogène. Quand ils contiennent ces trois éléments primaires dans des proportions convenables, en rapport avec les besoins de l'organisme, on peut dire qu'ils constituent l'aliment complet par excellence.

On pourrait expliquer, avec cette théorie, comment un animal carnivore peut être exclusivement nourri de viande et engraisser, s'il en reçoit assez. Malheureusement ces données, toutes séduisantes qu'elles puissent paraître, ne sont pas encore entièrement confirmées.

Les albuminoïdes ne sont pas assimilés directement, mais seulement après une série de dissociations opérées par les cellules vivantes agissant à la manière des micro-organismes de la fermentation. C'est seulement après cette dissociation, qui a pour résultat de fixer une partie de l'albumine sur la cellule, que le reste de l'aliment est comburé par l'oxygène et aboutit à l'urée, en passant par des dédoublements de plus en plus simples.

Les composés dont il s'agit sont les éléments par excellence de l'alimentation; ce sont les aliments de force. S'ils ne sont pas fournis en assez grande quantité, l'organisme en emprunte à ses propres tissus et élimine plus d'azote qu'il n'en reçoit; il y a déficit azoté alors même que la proportion de graisses et d'hydrocarbonés serait supérieure aux besoins, et inanitiation, bien qu'il puisse se fixer de la graisse. C'est ainsi qu'un animal, nourri de graisse seule, meurt de faim, gras. Toutefois, si les albuminoïdes sont les aliments de force, ils ne sont pas les aliments de travail; dans le bilan de la nutrition, ils ne représentent que le tiers du travail fourni. Nous verrons que ce rôle d'aliments de travail appartient aux hydrocarbonés et surtout aux graisses, mais à condition que les protéiques soient représentés dans la ration par une quantité suffisante, faute de quoi le sujet en emprunte encore à ses organes et élimine plus d'azote qu'il n'en reçoit. La ration de travail bien comprise doit être riche, à la fois, en albuminoïdes et en hydrocarbonés.

Mais toutes les variétés de substances albuminoïdes n'ont pas la même valeur alimentaire. On reconnaît, à ce point de vue, les albuminoïdes protéiques ou assimilables et les albuminoïdes non protéiques, qui, bien que riches en azote, ne jouent aucun rôle direct dans la réparation des tissus. Les protéiques ont pour type, à l'état le plus simple, l'albumine du blanc d'œuf d'oiseau, la fibrine qu'on recueille en battant du sang fraîchement tiré des vaisseaux, la caséine du lait; elle constitue la plus grande partie de la fibre musculaire; les non-protéiques sont représentés par les substances dites collagènes, c'est-à-dire donnant de la gélatine par la coction (mucine, kératine, osséine, chondrine, gélatine). Il est rare, en pratique, qu'un aliment de la variété protéique vraie ne contienne pas une proportion quelconque de collagènes, qui en diminue la valeur.

FAUSSES ALBUMINES.

Parmi les fausses albumines, on range aussi les amides et acides amides que contiennent en quantité les pommes de terre, les betteraves, les asperges, les choux-fleurs; et les extractifs de la viande qui n'ont aucune valeur alimentaire, la créatine, la créatinine, la xanthine, etc.

On se rappelle encore les espérances fondées, au commencement de ce siècle, sur les propriétés nutritives de la gélatine vantées à l'excès par Darcet, et les conclusions de la commission de la gélatine, la déclarant dépourvue de toute propriété alibile.

Donnée seule, elle laisse périr un animal aussi vite que s'il était soumis à la diète absolue : première preuve, soit dit en passant, que la chimie seule ne saurait prétendre à résoudre le problème de l'alimentation.

Toutefois, si on les associe à d'autres substances protéiques, les matières collagènes peuvent avoir quelque utilité, car, outre leurs propriétés peptogènes si contestées malgré les expériences de Schiff, elles sont capables de jouer, vis-à-vis des autres albumines, le rôle d'agents d'épargne.

ALBUMINE ANIMALE ET ALBUMINE VÉGÉTALE.

Les albuminoïdes sont empruntés aux règnes végétal ou animal. Il y a de grandes analogies entre les uns et les autres pour la composition élémentaire; souvent même, les végétaux l'emportent pour la richesse en azote, mais les albumines animales sont beaucoup plus faciles à assimiler que les végétales. C'est ce qui ressort du tableau suivant (commission des hôpitaux de Varsovie).

Sur 100 parties d'albumine, on assimile :		Sur 100 parties d'hydrocarbonés, on assimile :	
Viande	95	Viande	80
Œufs	95	Œufs	98
Lait	92	Lait	98
Fromage	90	Fromage	98
Pommes de terre	68	Pommes de terre	92,5
Pois	81	Pois	96
Pain blanc	80	Pain blanc	99
Pain de seigle	74	Pain de seigle	89
Carottes	79	Carottes	82
Riz	80	Riz	99
Maïs	85	Maïs	97
Choux	80	Choux	96,5
Choux-raves	85	Choux-raves	84,5

Il résulte de l'exposé ci-dessus que la notion de la composition élémentaire d'un aliment, au point de vue chimique, ne suffit pas pour en juger la valeur nutritive. Les connaissances basées sur l'analyse de laboratoire seule sont, de ce fait, entachées d'un vice primordial, et ne peuvent servir qu'à contrôler les résultats beaucoup plus importants, dans la pratique, de l'expérience, de l'observation clinique, de la zootechnie comparée. C'est à cette dernière science, nous le verrons en étudiant le régime alimentaire, qu'on a demandé en partie la solution du problème, qui n'est pas encore absolument définitive. La complexité de cette question ne permet pas d'apporter, dans son étude, la précision scientifique absolue.

C'est surtout sous forme de viande, d'œufs, de lait et de ses dérivés, de pain, de graines légumineuses que nous consommons l'azote. Les albuminoïdes simples : fibrine, myosine, hémoglobine, vitelline, albumine, caséine, gluten, légumine, conglutine, etc., n'existent pas, à l'état isolé, dans la nature. De tous les aliments azotés, le plus riche, qui forme la base la plus solide de l'alimentation, quoi qu'en disent ses adversaires, c'est la viande.

L'alimentation exclusivement albumineuse, théoriquement possible, est irréalisable dans la pratique. Elle offre de nombreux inconvénients dont les moindres sont la quantité qu'il faut en absorber et le prix de revient excessif. Il existe, du reste, pour chaque individu, un maximum qu'il ne peut dépasser sans risquer de voir apparaître la diarrhée. En pratique, elle n'est guère appliquée.

LES HYDROCARBONÉS, LES GRAISSES.

Hydrocarbonés. — Ils comprennent les hydrates de carbone proprement dits : amidon, sucres, gommes, etc., et les graisses. Complètement comburés par l'oxygène, ils sont éliminés à la surface des poumons sous forme d'eau et d'acide carbonique. Leur combustion fournit beaucoup de chaleur, et ce sont ces aliments surtout qui permettent de lutter contre le refroidissement intense (exemple des Esquimaux buveurs d'huile), ou de se livrer à de rudes travaux, à condition, comme nous l'avons dit déjà, de les associer à une certaine quantité d'albumine ; en effet :

```
1 gr. d'albumine fournit en brûlant  4.1 calories.
1 gr. de graisse       —      —      9,5    —
1 gr. d'hydrocarbure —        —      4.1    —
```

Les graisses, à poids égal, contiennent plus de carbone que les hydrocarbonés ; elles ont plus de valeur au point de vue calorigène et doivent toujours entrer, pour une part, dans la ration du travailleur. Les médecins militaires, et à leur tête M. Schindler, ont appelé l'attention sur le déficit qu'offre, dans cet ordre d'idées, la ration du soldat français. La part dévolue à la graisse dans le régime est forcément restreinte par la digestibilité limitée de cet aliment.

Associés à l'albumine, la graisse et surtout les hydrocarbonés jouent vis-à-vis d'elle le rôle d'aliments d'épargne, ce qui permet, moyennant compensation hydrocarbonée, de réduire beaucoup la ration protéique. Nous reviendrons sur ces données en traitant du régime. Un apport insuffisant de graisse entraîne la consommation des réserves accumulées, et les gens doués d'embonpoint le supportent mieux que les autres ; un apport excessif, quand l'estomac le tolère, a pour effet l'accumulation de la graisse, l'engraissement. Le rôle des hydrocarbonés, à ce point de vue, est analogue, quoique discuté. Ces derniers pénètrent dans la circulation après avoir été transformés en glucose par la ptyaline et l'amylapsine ; le sucre de canne, après avoir été interverti par le suc intestinal ; le glucose s'accumule dans le foie sous forme de glycogène que la glande distribue selon les besoins. Parmi les hydrocarbonés, inscrivons encore les acides végétaux qui s'oxydent pour se transformer en CO_2, et ont l'avantage de stimuler la sécrétion salivaire.

Les graisses sont végétales ou animales ; les premières généralement liquides ; les autres, dont la nature varie avec chacun des êtres qui les fournit, représentent, dans le régime animal exclusif, la seule provision d'hydrocarbone disponible. Les hydrocarbonés proprement dits, à peu d'exceptions près, comme le sucre de lait, l'inosite de la chair musculaire, nous sont donnés par le régime végétal et comprennent les fécules, les sucres, la dextrine, les gommes. L'homme n'assimile pas la cellulose comme les herbivores, et sa présence dans les matières nutritives est plus nuisible qu'utile.

LES SELS MINÉRAUX. — LEUR RÔLE.

Sels minéraux. — On les rencontre ordinairement, en proportion quelconque, dans tous les aliments ; le plus important est le chlorure de sodium qui, de temps immémorial, a été employé comme condiment, et dont l'homme ne peut, avec la plus énergique volonté, surmonter la privation. On sait, et Boussingault en a fait la remarque, que les animaux à la nourriture desquels on en mêle une petite quantité, se font remarquer par leur vigueur, l'état brillant de leur poil, la fermeté de la chair, leur résistance à la fatigue et à la maladie. On a pénétré plus loin dans cette analyse, et reconnu que la sécrétion du suc gastrique acide, et peut-être l'assimilabilité des albuminoïdes, étaient sous la dépendance du sel marin. Les animaux privés de sels, en général, meurent promptement; l'homme soumis à la même diète tombe dans un état de langueur, de faiblesse et d'anémie.

Il n'est pas nécessaire d'insister longuement sur l'utilité des sels de chaux qu'on rencontre habituellement en quantité dans le pain, la viande, les os, etc. Ils tiennent sous leur dépendance le développement du squelette, et leur suppression en arrête le développement, comme l'ont prouvé les expériences de Béclard sur les oiseaux. Les peuples qui font usage d'aliments pauvres en calcaires, les Annamites, par exemple, qui se nourrissent à peu près exclusivement de riz, éprouvent un besoin instinctif de suppléer à cette pénurie en consommant de la chaux à l'état naturel qui entre dans la composition de la chique de bétel du matin au soir roulée entre les dents. Des sulfates, des phosphates à base de potasse et de soude; une quantité minime, mais non moins utile de fer, de soufre, de fluor, de phosphore en combinaisons organiques (graisse phosphorée, lécithine), de manganèse, de cuivre, entrent dans la composition de nos tissus et de nos humeurs, et se retrouvent dans notre nourriture. La potasse, la base la plus importante, dangereuse seulement quand elle est prise en excès, moins nocive dans ses combinaisons naturelles qu'à l'état isolé, se rencontre dans toutes les substances alimentaires : viande, lait, céréales, légumes et surtout légumes frais, fruits, jus de citron (antiscorbutique), vin, cidre, bière, etc.

L'EAU.

Eau. — Nous nous proposons de consacrer un chapitre à cet élément bromatologique de premier ordre, dont le rôle hygiénique ne le cède en rien au rôle physiologique. Les souillures dont il peut être l'objet en font une cause pathogénique des plus sérieuses.

CHAPITRE III

Des aliments en particulier. — Aliments tirés du règne animal.

LE LAIT.

Le lait. — La première place, dans la description des aliments, revient au lait, aliment complet, vivant, renfermant, dans les proportions les plus favorables, à la fois des albuminoïdes, des hydrocarbones, de l'eau et des sels. Il offre à lui seul au nouveau-né, pendant la première année de sa vie, les éléments d'existence et de développement. Généralement bien digéré, bien qu'il y ait à cette règle quelques rares exceptions, il constitue de plus, pour le malade, une précieuse ressource, pour le convalescent, un aliment de transition, pour l'homme bien portant, un aliment toujours utile.

Liquide blanc mat, parfumé, onctueux, à reflet bleuâtre, de réaction amphotère[1], il tient en suspension d'innombrables globules de beurre, peut-être pourvus d'une enveloppe, au moins chez quelques espèces; de la caséine soluble et des sels où domine le phosphate de chaux. Nous en donnons ci-dessous une analyse (lait de vache).

Densité. . . .	1032	Caséine.	36	Sucre de lait. .	50
Eau	867	Albumine. . . .	12	Sels	7
Matières fixes	133	Beurre.	40		

1. C'est-à-dire qu'il bleuit le papier de tournesol rouge et rougit le bleu.

Ch. Girard donne comme formule du lait naturel :

Densité. . . . 1033	Crémomètre. 10°		
		Beurre. . . .	4
		Lactine. . . .	5,27
Eau. . . . . 87 %	Extrait . . . 13 %	Caséine et albumine. . .	3,60
		Sels	0,6

D'après J. Roux, la teneur en beurre varie beaucoup, mais le minimum observé est de 25, 25 %; le maximum de 80,25.

L'odeur du lait rappelle parfois l'animal qui l'a fourni, et son genre de nourriture. La saveur en est douce et sucrée. Le lait de vache est à peu près le seul couramment employé. Les autres qu'on y substitue parfois, laits de chèvre, d'ânesse, de jument, de brebis, ne nous arrêteront pas pour le moment, non plus que le lait de femme que nous étudierons à propos du régime du nouveau-né.

Il s'en faut de beaucoup que l'analyse chimique renseigne d'une façon absolue sur la valeur nutritive de ces divers liquides. Leur digestibilité est bien plus intéressante, et nous aurons à nous en occuper.

INFLUENCES QUI FONT VARIER LA COMPOSITION DU LAIT.

La composition du lait, dans la même espèce, varie avec l'âge, la race (les vaches hollandaises et flamandes sont les meilleures laitières), l'état de santé, le moment de la lactation (l'état de vêlage, par exemple, le rend pendant quelque temps plus abondant et plus aqueux), et surtout avec la nourriture de l'animal. En la réglant d'une façon appropriée, on peut changer à volonté la proportion totale de la sécrétion, la teneur en beurre, etc. Les aliments sont, par ordre de mérite, pour la vache, le foin, la luzerne, la paille d'avoine, la paille de blé, la betterave, la carotte, les tourteaux, les pulpes et les drèches. Les pâturages appauvris, mal fumés, les fourrages de mauvaise qualité donnent un lait pauvre en principes fixes et en sels, amer, fermentescible, irritant. La pulpe de betterave donne un lait abondant, mais lourd, spontanément coagulable, acide, pauvre en crème; les drèches triplent la production ordinaire, mais aux dépens de la sécrétion qui devient aqueuse, acide, de mauvais goût, altérable, dangereuse pour les nourrissons, dont elles ont élevé la mortalité jusqu'à 54 % (à Ingolstadt); on a donc raison d'en interdire l'emploi à New-York. Il se peut qu'au point de vue chimique, les différences soient de peu de valeur, mais il n'en est plus de même dès qu'on prend le nourrisson comme réactif; les femmes habituées à élever les enfants n'en ignorent pas le danger. Les tourteaux, qui accroissent les proportions de beurre et de caséine, donnent fréquemment un mauvais goût, et favorisent l'entérite; la chimie croit en avoir trouvé la raison en signalant la présence d'un acide; peut-être l'acide picrique. Enfin quelques substances alimentaires ou médicamenteuses passent dans le lait : rhubarbe, garance, carotte, jonc fleuri, arsenic, iode, solanées, acide salicylique, mercure, quinine, etc. Dans les villes où se sont établies des vacheries modèles, la mortalité des nouveau-nés a constamment baissé (Hambourg).

La composition du lait varie aussi, et beaucoup, du commencement à la fin de la traite : la modification porte moins sur l'albumine et le sucre de lait, que sur le beurre qui augmente dans la proportion de 110 à 400. Le lait du soir est aussi plus riche que celui du matin, différence qu'explique l'heure des repas; la fréquence des traites augmente à la fois la quantité totale du lait et sa richesse en matières fixes, beurre surtout.

ANALYSES COMPARATIVES (CH. GIRARD).

Vaches nourries d'herbes et de drèches.

Eau . . . . 90,65 %
Caséine 5,07
Beurre. 1,82
Lactine 5,58
Sels. 0,57

Vaches nourries de fourrages.

Eau . . . . . . 87,60 %
Caséine 5,14
Beurre. 5,05
Lactine. 5,71
Sels. 0,61

Vaches nourries de tourteaux, pulpes et fourrages.

Densité 1051
Crème. . . . . 7 %
Extrait. 12,95
Cendres 0,60
Eau. 87,07
Beurre. 3,965
Lactine 5,252
Caséine 3,115

Vaches nourries de pulpes exclusivement.

Densité 1055
Crème. . . . . 10 %
Extrait. 14,98
Cendres 0,60
Eau. 87,02
Beurre. 5,268
Lactine. 5,15
Caséine 3,962

Le lait est d'autant meilleur que la nourriture des animaux est plus variée : une ration sèche donne un lait rare et crémeux; trop aqueuse, elle l'appauvrit. Le meilleur lait est celui des animaux qui vivent dans les pâturages; le plus mauvais, celui des vaches nourries en stabulation permanente. Le séjour prolongé dans ces locaux le plus souvent trop étroits les expose à la pommelière et aux autres maladies infectieuses. Le minimum de la capacité cubique allouée à chaque sujet par le Conseil de salubrité de la Seine (20 mètres cubes) est insuffisant. Il suffit, au reste, de visiter une de ces exploitations pour constater l'état d'abandon des ustensiles, la malpropreté générale inconsciente, et pour se rendre compte des dangers que court le produit ainsi obtenu. Le Conseil d'hygiène fait les plus louables efforts pour arriver à la surveillance efficace et à l'hygiène des étables, à la déclaration obligatoire des maladies; le progrès est déjà notable, et, depuis la fondation du laboratoire municipal, la proportion des laits trouvés mauvais est tombée de 31 à 14 %, et l'athrepsie a subi parallèlement une diminution assez forte. Cela en vaut réellement la peine : Paris consomme par jour environ 700 000 litres de lait. Le lavage des mains et des trayons, la stérilisation par l'eau bouillante des récipients, leur conservation en lieu clos, aéré, frais, éloigné des fosses d'aisances, des chambres de malades et des chambres à coucher, sont des précautions à imposer; elles sont d'application courante à l'étranger.

La loi américaine défend la vente du lait souillé, impur, insalubre, ou altéré; interdit d'entretenir les bestiaux dans des étables malsaines, de les nourrir avec des aliments abondants et mauvais; la même prescription s'applique aux dérivés du lait. Il est défendu d'introduire des falsifications dans le beurre, le fromage. Tout lait qui contient plus de 88 % d'eau et moins de 12 % de matières fixes, dont 3 % de graisse, est déclaré falsifié. Une loi allemande défend le mélange de la margarine au beurre; il existe, en Italie, des prescriptions analogues.

Pour la justification des étables urbaines, on invoque les altérations dont le lait peut être atteint pendant son transport à distance : cette considération n'est pas sans valeur, mais on peut en réduire la portée par les précautions minutieuses vis-à-vis des récipients qui devront être, au moins, hermétiquement clos.

Abandonné à lui-même à l'air pendant 15 heures, à la température de 12 degrés, le lait se sépare en 4 couches qui se superposent par ordre de densité; les trois inférieures composées de phosphate de chaux et de caséine en suspension, et donnant le petit-lait; la supérieure, formée par les globules de beurre, connue sous le nom de crème. C'est celle-ci que toutes les falsifications du lait tendent à lui soustraire, en s'efforçant d'en dissimuler l'absence. L'écrémage entraîne le mouillage et d'autres manipulations qui rendent délicate l'expertise du lait. L'analyse chimique et l'examen bactériologique donnent des résultats précieux, mais tardifs; aussi tendon à recourir à des instruments capables de fournir des indications rapides; tels que : lactodensimètre de Quévenne, le lactobutyromètre de Marchand, le crémomètre de Krocher, les lactoscopes de Donné, de Vogel, de Seidlitz, de Reischauer, de Feser; à titre d'exemple, nous donnons ci-dessous la description du lactoscope de Feser, l'un des plus simples :

Cet instrument se propose de déterminer rapidement la proportion de beurre. Il se compose d'un gros tube de verre, ouvert aux deux extrémités, dont la partie supérieure étranglée, offre un orifice qu'il est facile d'obturer avec le pouce. Le 1/5 inférieur est plus étroit que le reste, et muni d'une douille de métal qu'on peut fermer par un bouchon métallique formant pied; ce bouchon porte à la partie supérieure un petit cylindre de verre opaque sur lequel sont marqués 6 traits noirs distants de quelques millimètres. Le tube porte une double échelle : celle de gauche indiquant la capacité, celle de droite la quantité de beurre. Dans la boîte du lactoscope, se trouve une pipette jaugée à 4 cent. cubes avec laquelle on aspire jusqu'au trait le lait à analyser, qu'on introduit par l'orifice supérieur du tube. Cela fait, on constate que les traits noirs sont devenus invisibles. On ajoute de l'eau, d'abord par cent. cubes, puis par 5 cent. cubes jusqu'à ce qu'on puisse compter les traits. A ce moment, on lit sur l'échelle de droite le degré auquel on est arrivé et qui donne le pour-cent du beurre. Un excès d'opacité mettrait sur la voie de la fraude.

La multiplicité des instruments de ce genre n'est pas une preuve de leur efficacité : Duclaux en a fait connaître les inexactitudes et les causes inévitables d'erreur. L'analyse chimique renseigne bien sur la composition élémentaire, non sur la valeur nutritive; l'examen microscopique lui-même n'est pas infaillible.

L'examen biologique est d'une extrême importance, car si le mouillage et l'écrémage font du lait un aliment de moindre valeur, les germes pathogènes rendent souvent dangereux un lait sincère.

TRANSMISSION DES MALADIES INFECTIEUSES PAR LE LAIT.

Les germes viennent de ce liquide même, de l'eau qui sert à le couper, ou des poussières de l'atmosphère.

Le lait peut transmettre la tuberculose : tous les hygiénistes sont aujourd'hui d'accord sur ce fait prouvé par les observations de Klebs, Demme, Ollivier, Zippelius, Ebstein, Félizet, Lydtin, Uffelmann, etc. Il n'est pas certain que la transmission nécessite une mammite spécifique : une température de 85 degrés au moins est nécessaire pour en obtenir la stérilisation. La transmission de la fièvre typhoïde est encore un fait avéré, soit que les germes aient pénétré dans le lait et s'y soient cultivés, soit qu'ils aient été introduits par l'eau de mouillage ou de rinçage. Elle est douteuse pour la scarlatine, malgré les affirmations de Power et Klein ; possible, à la rigueur, pour la péripneumonie et la pneumonie diplococcique dont on a trouvé le microbe dans le lait de femme atteinte de pneumonie ; certaine pour le charbon, par inoculation directe au niveau d'une plaie buccale ou dans l'intestin ; pour la maladie aphteuse, dont Proust et Netter, David et d'autres ont rapporté des observations indiscutables. Le lait est, pour le bacille de Lœffler (diphtérie), un milieu de culture très bon ; beaucoup inférieur pour le bacille virgule (choléra), à cause probablement de la réaction acide qui bientôt s'en empare et de la concurrence vitale des saprophytes. Au point de vue de la tuberculose, le danger est pressant, car, sur des échantillons de lait recueillis au hasard dans Paris, M. H. Martin en a trouvé 1/3 capable de tuberculiser les cobayes, et Bitter estime à 5 °/₀ le nombre des laits contaminés.

L'identité de la tuberculose bovine et de la phtisie humaine n'est plus guère discutée, et, s'il y a des dissidents en matière de transmission tuberculeuse par le lait, c'est seulement au point de vue de l'étendue du danger. Inversement, le lait paraît susceptible d'acquérir, dans quelques cas, des propriétés immunisantes. Toutefois, les recherches de Brieger et d'Ehrlich sont encore trop récentes pour qu'on puisse les considérer comme définitives.

Le lait peut être altéré aussi par les fermentations qui s'y développent à l'air libre fermentations lactique, butyrique, alcoolique, fermentation de la caséine, sous l'empire de microbes particuliers. Les *thyrothrix* divers, aérobies ou anaérobies, coagulent la caséine, produisent de la leucine, de la tyrosine et rendent le lait alcalin ou amer : ils résistent à 100-115 degrés. Mais le plus grand ennemi du lait est le *Bacillus subtilis* (bacille du foin). C'est par l'intervention de ferments bien connus qu'on se procure le koumys et le képhyr, prônés surtout dans le traitement de la phtisie et dont nous aurons à reparler. Les laits filants, amers, putrides, colorés sont aussi altérés par des micro-organismes : le lait jaune par le bacille *syn.ranthus* d'Ehremberg, le lait bleu par le bacille *syncianus* entretenu par la souillure des vases et combattu efficacement par une petite dose d'acide acétique ; le lait rouge par le *Sacch. ruber* de Demme, le *Micrococcus prodigiosus*, le *bacille lact. erythrogène* de Hueppe. Guerard et Neelsen les considèrent comme inoffensifs. Ils sont, au contraire, nuisibles et rarement ingérés sans inconvénient par l'homme, mais surtout l'enfant et le malade.

Le lait d'une vache saine contient déjà beaucoup de bactéries au bout de deux heures, et plusieurs millions au centimètre cube au bout de 24 ; le nombre en augmente beaucoup quand la température s'élève. Nous avons donné l'explication de cette effrayante richesse microbienne par la souillure des vases, des pis, des mains, et le remède à lui opposer. Le lait doit toujours être conservé bouché.

STÉRILISATION DU LAIT.

Le seul moyen de rendre inoffensif un lait douteux est l'ébullition prolongée. L'action de la température détermine, il est vrai, des modifications dans la valeur et le goût ; les 2/3 des gaz dissous et une partie des particules odorantes sont expulsés ; la proportion d'eau diminue, le sucre se modifie, l'albumine se coagule sous forme d'une pellicule qui surnage et appauvrit le lait ; théoriquement, la caséine acquerrait un état particulier de grande division qui en facilite la digestion. En réalité, le lait bouilli est plus lourd à l'estomac et il faut, dans la pratique, n'élever la température qu'au minimum compatible avec la stérilisation, et se contenter de la pasteurisation qui consiste à maintenir le liquide à 70 degrés pendant 30 ou 40 minutes et à le refroidir brusquement à + 10 + 12 degrés. La pasteurisation détruit le bacille tuberculeux, le bacille d'Eberth (fièvre typhoïde) et diminue notablement la proportion des saprophytes. Elle n'atteint ni les thyrothrix, ni le *Bacillus mesentericus*. Elle détruit les formes adultes, mais respecte les spores et peut ne pas assurer l'asepsie. Les méthodes de Thiel, Staedler, dérivées du même principe, élèvent la température à 80-90 degrés et offrent plus de sécurité. Malheureusement, l'opération dont il s'agit est plutôt un procédé de laboratoire qu'une méthode pratique, et ce qui rend la stérilisation plus difficile pour le lait, c'est sa réaction souvent alcaline ; on sait, en effet, que les germes sont plus facilement détruits dans les milieux à réaction acide.

La stérilisation par le chauffage discontinu est un moyen intermédiaire : elle détruit, à mesure de leur naissance, les organismes nés des spores.

Mais pour obtenir l'asepsie complète, il faut soumettre le lait à un courant de vapeur sous pression de 106-110 degrés qui a l'inconvénient de lui communiquer une teinte brune, attribuée par Duclaux non à un commencement de caramélisation du sucre, mais à une modification de la caséine ; de réunir les globules de beurre, et de donner un goût de cuit désagréable.

Cette imperfection disparaît avec le procédé de Soxhlet, dans lequel l'intensité de la chaleur est remplacée par sa durée d'action :

Le lait contenu dans des flacons fermés de 200 centimètres

cubes est chauffé au bain-marie et ne prend aucun goût :
les flacons sont obturés au moyen d'un bouchage spécial
qui laisse passer la vapeur pendant la stérilisation et se
ferme pendant le refroidissement ; ainsi traité, le liquide
conserve, dit Budin, une saveur très agréable. C'est une
heureuse modification du procédé Vinay qui se contente
de l'ébullition, au bain-marie, pendant 20 minutes. Le
lait stérilisé par la chaleur dans des boîtes soudées se
conserve bien pendant un mois, et pourrait se transpor-
ter pour servir à l'alimentation des grandes villes. Ce
procédé, qui n'augmente le prix de revient que de 15 à
20 centimes par litre et donne un produit supérieur à
celui qu'on vend couramment à Paris, mérite d'être
encouragé, mais il faut veiller à l'intégrité de la fermeture et éviter l'intervention, dans l'emboutissage, de
tout mastic plombifère.

LES « CONSERVATEURS » DU LAIT.

Les produits dits conservateurs de nature chimique
ont peu de valeur ; ils ne sont efficaces que pendant un
temps court, et ont la réputation d'empêcher le lait de
tourner, c'est-à-dire de se coaguler. Le bicarbonate de
soude dénoncé par Proust au Conseil d'hygiène ne
retarde que de quelques heures la coagulation, donne
une saveur d'œuf cuit ou de lessive, même à dose de
0,50 par litre, et, formant par dédoublement avec l'acide
lactique, du lactate de soude, devient purgatif pour les
enfants : les Allemands l'ont proscrit. L'ammoniaque utilisée dans le même but communique une forte odeur
d'alcali ; le borax et l'acide borique moins désagréables,
mais tout aussi impuissants, sont interdits. L'acide salicylique, à raison de 0,75 au litre, retarde de trois jours la
coagulation, mais offre des dangers sur lesquels nous
aurons à revenir. Un excellent procédé de conservation,
c'est le *froid* : l'avenir est de ce côté.

CONSERVES DE LAIT.

L'usage des conserves de lait est à présent répandu, et peut rendre des services à l'homme privé de lait naturel, mais seulement à titre d'aliment de nécessité. La méthode de préparation est basée sur la concentration par la chaleur : le procédé Appert réduit le liquide à la moitié de son volume : à la longue, il s'altère et le beurre s'en sépare ; le procédé Martin de Lignac, le plus connu, évapore le lait sucré à 75 grammes par litre et le met en boîtes réduit à 1/5 de son poids et arrivé à la consistance mielleuse. Il faut, pour s'en servir, l'étendre de 4 fois son volume d'eau et porter le mélange à l'ébullition : il ne rappelle pas beaucoup le lait normal : la cuisson a modifié l'état de la caséine et de l'albumine, l'addition de sucre a contrarié la proportion des éléments. Il ne faut pas en attendre les bienfaits du lait naturel, bien que l'analyse n'accorde aucune différence et donne même l'avantage à la préparation de Martin de Lignac, comme en témoignent les résultats ci-après obtenus par M. Dussaud, de Marseille. Nous ne manquerons pas d'occasions de reconnaître l'insuffisance de l'analyse chimique en alimentation :

Voici cette analyse :

COMPOSITION	LAIT DE MILAN CONSERVÉ	LAIT DE MARSEILLE NATUREL
Densité.	1058.25	1058
Caséine et phosphate de chaux.	56	54.5
Beurre.	40	50
Sucre de lait et sels.	50	45
Glycérine.	6	11
Eau	868	881.50

Mis à même d'expérimenter le mélange dont il s'agit, nous pouvons affirmer qu'il s'éloigne assez du lait naturel pour ne pouvoir le remplacer qu'en apparence, et ce n'est pas une des moindres difficultés que nous ayons rencontrées quand il s'est agi de traiter, en extrême Orient, des dysentériques. A la longue, il durcit, se rétracte, devient jaune et ressemble à du fromage ; on ne peut plus le délayer. Il se peuple de mucédinées ; mais il ne contient ni ptomaïnes, ni toxalbumines, et paraît même jouir de quelques propriétés microbicides, affirmées par Cassedébat.

On connaît d'autres procédés, tels que celui de Gallois, par évaporation dans le vide, celui de la ferme-modèle de Vichy, qui donnent de bons résultats ; les laits sucrés en poudre et en tablettes, moins usités en France qu'en Angleterre leur pays d'origine, et généralement obtenus par l'évaporation à + 54 degrés en présence d'un peu de sucre et de carbonate de soude : 60 grammes de la poudre passent pour représenter 1 litre de lait.

CRÈME DE LAIT.

La crème, mélange de beurre, de sérum et de caséine, est un bon aliment, intermédiaire entre le lait et le beurre. Behier et Fonssagrives en vantaient les mérites très réels dans nombre d'états pathologiques et en substituaient volontiers l'usage à celui de l'huile de foie de morue qu'ils n'envisageaient que comme un aliment gras. Tout en regrettant que cette substitution d'un aliment délicieux à une huile répugnante ne puisse s'opérer sans dommage pour le malade, nous ne saurions accepter aujourd'hui cette opinion controuvée par les recherches d'A. Gautier. Nous y reviendrons.

DÉRIVÉS DU LAIT. — LE BEURRE.

Sous l'influence du barattage, la crème se divise en *lait*

de beurre, liquide à peu près sans valeur contenant de la caséine divisée, des débris de vésicules et du sérum, et *beurre*, aliment-condiment dont le rôle considérable est connu. Il contient 82 %, de graisse, un peu de caséine coagulée, d'eau, de lactose, nourrit bien, et se digère mieux que les autres graisses animales grâce à ses principes aromatiques. Il est le condiment obligé de la plupart des préparations culinaires, et, associé au pain, devient un aliment complet à l'usage des malades, des convalescents, des enfants.

C'est à lui que la population pauvre emprunte la presque totalité de ses aliments gras. Très recherché à l'état frais, il devient, quand il est ranci, repoussant et indigeste.

Malheureusement, il est très falsifié ; on l'additionne d'amidon, de craie, de borax, d'alun, d'argile, de plâtre, d'iode, de chromate de plomb, de colorants divers, soucis, safran, coralline jaune, et surtout de suif, d'axonge, de graisse d'oie, de *margarine*. Nous ne pouvons indiquer tous les moyens qui servent à décéler cette dernière addition : nombre de traités spéciaux sont consacrés à cette étude : nous nous contenterons des deux suivants, qui nous ont paru très simples.

Le premier est indiqué par Brullé. Il repose sur l'emploi d'une solution de nitrate d'argent à 25 %, dans de l'alcool de vin à 95 degrés. En présence de cette solution, le beurre naturel conserve sa coloration, tandis que le beurre à la margarine devient rouge brique ; et la teinte se reconnaît par un œil exercé jusque dans un mélange contenant moins de 5 %, de margarine. A 10 %, elle est très accentuée.

Le second appartient à Schmitt. Il fait fondre le beurre et y plonge une mèche-veilleuse qu'il enflamme. Après 2 minutes, il l'éteint : si le beurre est pur, on en reconnaît l'odeur caractéristique ; s'il est mélangé de margarine, il répand l'odeur de chandelle de suif mal éteinte. Le point de fusion est de 26 à 36 degrés pour le beurre de 36 à 37 degrés pour la margarine mélangée.

FROMAGES.

Ils sont très nourrissants, mais de digestibilité variable. Composés de caséine mélangée à une certaine proportion de matière grasse et de sels entraînés lors de la coagulation, ils sont le résultat de la fermentation butyrique et putride du lait. Leur richesse en micro-organismes est une des raisons de leur digestibilité et de l'habitude qu'on a de les consommer à la fin des repas, dont ils favorisent la digestion.

On connaît les fromages frais, à la crème, agréables et digestifs; le fromage à la pie, fait de lait écrémé, c'est-à-dire de caséine pure, nutritif mais indigeste; les fromages salés, brie, camembert, munster, marolles, gruyère, hollande, chester : ces trois derniers sont cuits, durs et compacts; quoique doués de propriétés nutritives puissantes, ils ne s'adressent qu'aux estomacs robustes; nous ne savons quel philanthrope a proposé d'en faire la nourriture principale du soldat en campagne. Les fromages fermentés comprennent le livarot, le septmoncels, le roquefort dont on recherche l'invasion par les moisissures vertes : tous ont des propriétés excitantes qui stimulent l'appétit, mais déterminent, par l'usage indiscret, une irritation gastro-intestinale dont témoignent des coliques et des flatulences : il ne faut pas oublier, dans la cause de ces accidents, le danger signalé par Vallin des fromages acides où fourmillent les bactéries, les inconvénients d'une invasion sérieuse par les acariens, et les empoisonnements par le *tyrotoxicon*, la ptomaïne des fromages.

Voici une analyse de quelques variétés :

FROMAGES	EAU	SUBST. AZOTÉES	GRAISSE	SUBST. NON AZOTÉES	SELS
Parmesan. . .	27,56	44.08	15,95	6,59	5,72
Gruyère. . . .	40	51,5	24	1,5	5
Hollande. . . .	56,10	29,43	27,54	»	6,95
Roquefort. . .	54,55	26,52	30,14	3,72	5,07
Chester. . . .	55,92	25,99	35,34	7,59	4,16
Blanc.	68.76	19,969	9,429	6,052	0,81
Camembert . .	51.94	18,90	21,05	4,49	4,71
Brie	45,25	18,48	27,75	4,95	5,61
Neufchâtel. . .	54.47	13,05	41,91	6,93	5,65

Au point de vue nutritif, le parmesan qui contient près de moitié de son poids de matière azotée et 1/6 de graisse vient en première ligne ; tous ont de la valeur et sont des auxiliaires précieux du régime dont ils ne peuvent évidemment, à eux seuls, fussent-ils pris avec du pain, satisfaire longtemps les exigences.

LES ŒUFS.

L'œuf occupe, avec raison, une place importante dans l'alimentation publique. Nourrissant, d'une digestion facile, susceptible d'une foule de préparations, il ne perd rien à s'associer aux autres aliments dont il accroît la valeur. Mais il n'est pas, à proprement parler, un aliment complet, car, s'il contient tous les principes nécessaires, il ne les réunit pas dans les proportions voulues, et ne suffit pas à nourrir. Un œuf de poule équivaut à 100 grammes de lait et renferme autant d'albumine que 50 grammes de viande désossée ou 40 grammes de viande grasse. Il faudrait donc 20 œufs pour suffire au besoin journalier d'albumine et 40 pour répondre au besoin d'hydrocarbone : il n'est pas nécessaire d'insister sur l'impossibilité d'un tel régime.

Les œufs qu'on emploie couramment sont ceux de

poule et de cane. Le premier est de beaucoup le meilleur, mais le céderait pour la finesse à ceux du vanneau, du faisan, du paon recherchés pour les tables romaines. Les œufs d'oie, de dinde, de tortue, d'autruche sont des aliments d'exception. L'œuf de poule pèse en moyenne 60 grammes, dont 6 pour la coquille, 56 pour le blanc, 18 pour le jaune. Il contient 70 % d'eau, 12 % d'albumine, 12 % de substances grasses. Le blanc est composé d'albumine presque pure et contient du soufre ; le jaune comprend de l'eau, de la vitelline, de l'oléine, de la palmitine, de la stéarine, des acides gras, des sels. La coquille est formée de sels calcaires.

Tarchanoff a démontré qu'il existe deux catégories d'albumine correspondant aux deux divisions admises parmi les oiseaux, suivant qu'ils naissent nus ou déjà développés. Les œufs des premiers (pigeons, moineaux), ont une albumine qui reste transparente en se coagulant, ne change pas d'état moléculaire sous l'influence de la chaleur, et se peptonise par les sucs digestifs en une substance facilement dialysable. Les œufs des seconds (poule, cane, oie) ont une albumine qui se coagule en devenant opaque ; les sucs digestifs ont sur elle une action dissolvante contingente qui en limite l'emploi. Dans cette catégorie d'œufs, c'est encore celui de la poule qui se digère le mieux, mais la différence est énorme suivant que l'œuf est cru, peu cuit ou dur. Dans le premier cas, c'est un des aliments le plus facilement digérés, dans le second l'un des plus indigestes que le suc gastrique ne dissout qu'à la longue, par une sorte de porphyrisation.

L'œuf est d'autant plus agréable et mieux digéré qu'il est plus frais. L'œuf frais placé dans une solution à 10 % de sel marin tombe au fond ; moins frais, y reste en suspension ; altéré y surnage franchement. L'œuf frais est transparent et l'appréciation de cette qualité donne lieu à l'opération du *mirage* ; projeté dans l'eau bouillante, il se fend tandis que l'œuf ancien reste intact. Par suite de la porosité de la coquille, il s'évapore et perd par jour 1 gramme de son poids. Il se putréfie rapidement, et les microbes qui le transforment ainsi sont entraînés pendant le cheminement de l'œuf sans coquille dans l'oviducte, comme Goyon l'a démontré. On a peine à croire que l'œuf puisse être falsifié. La seule fraude en matière de vente est la substitution de l'œuf conservé à l'œuf frais, de celui d'une espèce à celui d'une autre. Elle est facile à déceler.

Les procédés de conservation s'adressent tous à l'obturation des pores de la coquille par des artifices divers : vernissage, colmatage à la chaux qui laisse un mauvais goût, etc....

En Russie, on enduit les œufs frais de vaseline à deux reprises avec un intervalle de 5 à 5 jours ; puis on les enfouit dans du son, dans un local frais, mais inaccessible à la gelée ; on les conserve ainsi longtemps ; au bout de 5 mois, ils n'ont rien perdu de leur goût si le local est frais et les œufs propres. Dans le procédé Cruveiller, l'œuf, préalablement frotté d'acide borique en poudre, est enveloppé dans un papier paraffiné et rangé dans des boîtes métalliques remplies de poudre de liège hermétiquement soudées ; l'intégrité en est encore parfaite au bout de 5 mois.

On mange quelquefois les œufs crus ; à cet état ils plaisent généralement peu, mais on surmonte volontiers sa répugnance en raison de l'action bienfaisante très exagérée qu'on leur attribue : l'œuf *gobé*, dont les parties ne sont pas mélangées, passe vite dans l'intestin sans être modifié et provoque la diarrhée par une légère indigestion. Si l'état d'un dyspeptique en nécessitait l'usage, il faudrait choisir les œufs très frais, les battre longtemps, jusqu'à ce qu'ils ne filent plus, et les mélanger à du bouillon, ou à du jus de viande ; on procède ainsi pour le gavage.

La meilleure forme est l'œuf à la coque ; l'aspect laiteux de l'albumine est un signe de fraîcheur et de cuisson suffisante ; ainsi préparé, il est assimilé presque en totalité ; il en est de même des œufs à la neige. Les œufs mollets, soumis pendant 5 minutes à l'ébullition, sont bons aussi, mais digérés moins complètement, comme les œufs pochés. Viennent ensuite les œufs brouillés préparés avec 2 jaunes pour 1 blanc et additionnés de lait, de jus de viande, etc. Les œufs sur le plat, au vinaigre, au beurre noir surtout se digèrent moins facilement. L'omelette au naturel, longtemps battue, à laquelle la cuisson a laissé une consistance molle, est généralement bien acceptée; les omelettes *composées*, au jambon, au lard, aux champignons, sont de bons aliments, mais ils exigent une mastication complète et de solides estomacs; nous en dirons autant des œufs durs, mets suspect qui, pour être bien supporté, exige un état de grande division, la digestion de l'albumine étant en raison inverse de sa cohésion. Le jaune est beaucoup plus léger.

En résumé, l'œuf est une excellente ressource pour l'homme bien portant, une ressource plus précieuse encore pour le malade, le convalescent, le diabétique; sous ce rapport, il se rapproche du lait, et c'est ce qui nous a engagés à l'étudier à cette place.

LA VIANDE, SA COMPOSITION, SA DIGESTIBILITÉ,
SON RÔLE ALIMENTAIRE.

Chaque habitant de France mange en moyenne 54 kil. 754 de viande par an; chaque habitant de Paris 84 kil. et des chefs-lieux 77. Les paysans n'en consomment que 19 kil. 579 en moyenne. La consommation de la viande est en raison de l'aisance, et en donne le degré.

Une substance, dit Lévy, est d'autant plus digestible qu'elle se rapproche plus, par sa composition, de l'être qu'elle est appelée à réparer. La viande, très assimilable et très riche en azote est l'aliment par excellence de l'adulte. Les peuples mangeurs de viande sont robustes, et forts : « On dirait, dit J. Arnould, que les peuples à régime végétal sont faits pour être conquis, comme les vastes familles herbivores, dans le régime animal, ont l'air d'être destinées à la nourriture des carnassiers. »

Les théories végétariennes, qui ont leur raison d'être, s'appuient sur des arguments d'ordre sentimental très respectables, tels que le meurtre alimentaire, qui est, assurément, une dure nécessité ; et quelques faits scientifiques mal interprétés. Le végétarisme est utile, pensons-nous, mais à l'homme malade seulement, et dans certaines circonstances. Que la « nécrophagie » soit la source des dégénerescences et des innombrables maladies qui s'abattent sur l'espèce humaine, cela reste douteux. Nous accordons plus de créance aux constatations de Huchard qui attribue à l'alimentation carnée excessive une part dans la production de l'artério-sclérose, par rétention de ptomaïnes, et à la relation établie par Verneuil entre l'alimentation azotée et le cancer.

La viande est la nourriture des travailleurs ; le rendement en travail est proportionnel à la consommation carnée. On cite comme concluantes à cet égard les expériences sur les ouvriers terrassiers du chemin de fer de Rouen à Paris, sur les nègres de la Géorgie et de la Louisiane, etc. La viande est la forme sous laquelle on peut absorber le plus d'azote ; elle contient la quantité de fer nécessaire à l'hématose : elle est, par excellence, la nourriture du muscle.

La chair des mammifères, des oiseaux et des poissons n'a pas une composition chimique essentiellement différente : elle constitue un aliment complexe formé de fibres musculaires, de tissu conjonctif, de graisse. On en juge la valeur d'après la proportion de *musculine*. C'est une erreur de croire que le jus de viande en représente toute la partie alimentaire ; c'est la partie solide, la *musculine*, insoluble dans l'eau, mais soluble dans les sels de l'estomac qu'il faut ingérer pour tirer un profit complet de la viande. La proportion en est à peu près égale pour toutes, comme le montre le tableau suivant emprunté à Molleschott.

COMPOSITION POUR % DES DIVERSES VIANDES.

	BŒUF	VEAU	COCHON	CHEVREUIL	OISEAUX
Albumine soluble et hématine	2,25	2,27	1,65	2 10	5,15
Musculine et analogues.	15,21	14,50	15,50	16,68	17,15
Matières gélatinisables par la coction . . .	5,21	5,01	4,08	0,50	1,40
Graisses.	2,87	2,56	5,75	1,90	1,95
Matières extractives. .	1,59	1,27	1,29	2,52	1,92
Créatine	0,07	?	?	?	0,20
Cendres	1,60	0,77	1,11	1,12	1,50
Eau	75,59	75,75	70,66	76,17	72,98

La quantité d'azote de la chair musculaire est en moyenne de 3 à 4 % pour la viande fraiche, de 10,68 à 14,01 % pour la viande sèche.

On y trouve, en outre de l'élément albuminoïde, des graisses, une faible proportion d'hydrocarbone (inosite, glycogène, dextrine, etc.), des sels parmi lesquels prédominent les phosphates acides et la potasse.

La proportion d'eau est au maximum dans les viandes des animaux jeunes : celles-ci contiennent, en outre, une faible proportion de substances gélatinisables qui les rend très putrescibles et leur communique parfois une action purgative.

Au point de vue de la digestibilité, les viandes se placent dans l'ordre suivant : viandes blanches empruntées aux animaux jeunes, aux gallinacés; viandes rouges, provenant des animaux adultes et représentées surtout par le bœuf et le mouton; viandes noires ou gibier. Si on représente par 100 le temps que demande la viande de bœuf pour être digérée, 126 seraient nécessaires pour le veau (?), 119 pour le porc, 84 pour la grenouille. Une place à part doit être faite dans cette classification, à la viande de porc qui fait partie des viandes blanches pour l'aspect, mais qui se digère difficilement, à cause de l'abondance de la graisse qui en sépare les fibres musculaires. On peut dire des viandes, à un point de vue général, que leur digestibilité est en raison inverse de leur nutritivité. Les viandes blanches conviennent aux enfants, aux convalescents, aux estomacs débiles, aux gens inoccupés. Les viandes rouges sont le meilleur aliment de l'adulte qui travaille et se porte bien. Les viandes noires sont toujours un aliment d'exception, et si leur saveur particulière, due à une richesse plus grande en extractifs, stimule l'appétit, la difficulté de les digérer fatigue promptement l'estomac, cela sans préjudice d'autres inconvénients dont nous aurons à parler à l'occasion de la putréfaction des viandes.

VIANDE DE BŒUF.

La meilleure viande est celle du bœuf. Hippocrate dont l'observation est rarement en défaut, n'était pas de cet avis, on ne sait pourquoi. Le bœuf jeune et gras, le taureau et la vache que n'ont pas épuisés la saillie et la lactation donnent une viande qui, 12 heures après l'abatage, est tendre, savoureuse, nutritive et gagne, à divers points de vue, à être un peu persillée de graisse. On ne s'en fatigue guère, malgré l'usage presque journalier.

MOUTON.

La chair du mouton a des fibres plus fines et une texture plus lâche : presque aussi nourrissante, elle est plus digestible, plus excitante, douée d'une saveur prononcée qui procure la variété.

Les diverses parties du mouton n'ont pas la même valeur alimentaire, et l'avantage revient au gigot, aux côtelettes, à l'épaule, etc.

CHEVAL.

Cette viande fournit un aliment sain, nutritif, très assimilable si l'animal n'est ni trop âgé, ni malade, ni surmené, ce qui doit être l'exception.

Les parties nobles et, entre elles, le filet, seront naturellement préférées. C'est bien à tort qu'une répugnance inexplicable éloigne encore de la grande consommation publique cette chair déjà vantée du temps de Galien. La consommation annuelle de Paris qui était, avant 1870, de 1 000 chevaux, est aujourd'hui de 19 000, et subit une augmentation croissante, encore trop faible; le prix est inférieur de plus de moitié: pourtant il faut encore aller à l'étranger pour y trouver l'exemple de cet important progrès dans l'alimentation des classes pauvres. Des nuances dans l'aspect extérieur, une odeur *sui generis*, une couleur foncée, une graisse inter-musculaire jaune, un goût peu différent de celui de bien d'autres viandes, ne justifient pas la résistance à l'extension de l'hippophagie.

De plus, le cheval, en dehors de la morve, est peu accessible aux maladies virulentes.

CHÈVRE.

On en dédaigne la chair à cause de son odeur musquée et son goût désagréable et fort. Le chevreau est un mets estimé, recherché par quelques amateurs pour son fumet de venaison. Il est peu nourrissant et se digérerait assez facilement si on le préparait mieux.

VEAU.

Le veau, âgé de 6 semaines à 2 mois, fournit le type de la viande blanche.

La chair en est fade, gélatineuse, un peu laxative, peu nourrissante et facile à digérer, en raison du défaut de consistance des fibres que la mastication amollit sans réussir à les dissocier. Ces caractères s'accentuent ou s'atténuent suivant que le veau est plus ou moins âgé, qu'il a été ou non maintenu au régime lacté. La cervelle, les ris de veau sont de bons aliments, médiocrement réparateurs, mais légers. La tête a peu de valeur, les rognons sont lourds, etc.

PORC.

La viande de porc est agréable, nutritive, mais indigeste, étant, nous l'avons dit, trop grasse et trop compacte : elle convient aux estomacs vigoureux. L'alimentation de l'animal en modifie absolument la saveur et la qualité : le régime carné rend la chair inférieure et suspecte ; le régime végétal avec addition de lait dans les derniers jours, donne une chair savoureuse et tendre, un lard sain et appétissant.

La qualité varie aussi avec la région, médiocre pour la tête, préférable pour l'épaule, supérieure pour les côtes et le filet. La viande du cochon de lait est celluleuse, aqueuse, indigeste et laxative, peu employée pour cette raison. Les qualités générales de la viande varient avec une foule de conditions qui dépendent de l'âge, du sexe, de la race, de la nourriture, de l'état d'engraissement.

Les animaux âgés ont une chair coriace, filandreuse, sèche, indigeste, donnant beaucoup de déchet. L'état d'engraissement surtout joue un grand rôle dans le pouvoir nutritif, et il y a grand avantage à consommer la viande d'animal gras. La viande maigre est riche en eau, et dans un animal gras, la substance alimentaire peut s'élever à 60 % de plus que dans un animal maigre. Toutefois il résulte des observations de Chevreul, que la viande d'un animal engraissé trop vite, se surcharge de matières collagènes. L'exercice, la vie au grand air, sont favorables à la production des principes sapides et odorants. Le sexe n'a pas grande influence, et la vache produirait d'aussi bonne viande que le bœuf si on ne la livrait à la boucherie presque toujours vieille et épuisée. La valeur du produit dépend aussi de la *catégorie*, et les lombes, le train postérieur, tiennent le premier rang.

L'examen de la viande sur pied est généralement facile : il résulte, en effet, de données précises qui ne permettent guère l'erreur. Il n'en est pas de même pour la viande abattue, présentée par quartiers ou par morceaux, ainsi que cela a lieu à l'étal des boucheries. Cette dernière appréciation repose sur un ensemble de caractères qui peuvent être compris dans les trois suivants : l'odeur, la coloration, la consistance, avec des nuances variables qui révèlent précisément les différentes espèces, l'âge, le sexe, l'état de santé, les heures écoulées depuis l'abatage, etc.

L'odeur est douce et fraîche, la coloration est rouge chair chez le bœuf et le mouton; blanche ou blanc-rosé chez le porc, le veau, l'agneau, le chevreau. La consistance est ferme chez le bœuf, le porc, le mouton; molle chez le veau, l'agneau, le chevreau. La coupe est facile, le grain serré, l'aspect marbré, la graisse blanche ou jaune, jamais colorée, etc. Nous ne pouvons ici entrer dans plus de détails.

EFFETS PRODUITS PAR LA CUISSON.

La cuisson développe la sapidité et, par suite, la digestibilité, — car un aliment pris avec plaisir est toujours mieux digéré — mais n'augmente pas la nutritibilité. Elle détruit les germes. L'élévation trop grande de la température de cuisson diminue les qualités précédentes. Il y aurait tout avantage, selon Karjejew, à ne pas dépasser 100° ce qu'on peut obtenir au moyen des appareils

Becker ou Surking, utilisés en Allemagne. Il y a d'ailleurs beaucoup de différence suivant que la viande a été bouillie ou rôtie : dans le premier cas, elle a perdu la plupart de ses sucs nutritifs, elle est plus ou moins ruinée et ne peut nourrir au delà de 2 mois un animal qui la reçoit exclusivement ; dans le second la surface étant brusquement portée à une haute température, se coagule, empêche le centre d'être surchauffé au delà de 60 à 70 degrés, et les sucs sont ainsi retenus. La viande a gagné en succulence, sans rien perdre de son pouvoir nutritif. Il n'y aurait même pas de différence, d'après Payen, entre la viande rôtie et la viande crue ; l'observation et les expériences de Jansen montrent combien celle-ci est facile à digérer et combien on lui doit de résurrections. Il est regrettable qu'elle entraîne facilement la satiété et le dégoût : aussi s'est-on ingénié à la présenter sous des formes agréables, comme le tapioca médicinal de Laborde, la conserve de Damas de Trousseau, etc.

LE BOUILLON.

Nous ne voulons pas recommencer ici le procès de la viande bouillie : il est reconnu que ce mode d'utilisation déplorable n'est pas compensé par la valeur du bouillon, avec ses 16 parties % de matière organique non protéique. Le bouillon est un peptogène, soit ; il permet de surcharger les organes digestifs d'une grosse quantité de pain : c'est là son utilité la plus réelle, et certains estomacs ont besoin de cette réplétion. Acceptons-le donc comme un stimulant de l'estomac, un aliment de luxe, utilement placé au commencement des repas, et comme un moyen de rendre à l'économie une certaine quantité de sels, en particulier, le phosphate de chaux des portions osseuses.

DANGERS DES VIANDES.

Avant d'examiner les procédés de conservation appliqués

à la viande, nous devons exposer, en quelques mots, les dangers auxquels la consommation de cet aliment nous expose.

LADRERIE.

Ce sont d'abord les parasites, et en première ligne, les tœnias. Ceux-ci se divisent en armés (*T. solium*) et inermes (*T. saginata*); le premier vient du porc, le second du bœuf. Il n'est pas prouvé qu'on ait rencontré dans l'espèce humaine d'autres variétés de cette classe d'helminthes, et si l'on a signalé exceptionnellement *T. serrata* et *T. canina* venant du chien, *T. nana* venant des muridés, on est autorisé, dans la pratique, à n'en pas tenir grand compte. La ladrerie a été connue de toute antiquité, et a inspiré bien des prescriptions religieuses telles que l'abstinence du porc chez les Israélites ; signalée par Aristophane, Aristote, Plutarque, Pline, elle a été bien étudiée par Van Beneden, Leuckart, Davaine, Baillet, Mégnin, Moniez, Laboulbène, R. Blanchard, etc. Les espèces ladres indiquées par Bérenger-Féraud sont la chèvre, le cheval, le mouton, le lapin, l'ours, le bœuf; ce dernier auteur a signalé récemment l'augmentation de fréquence de l'helminthiase intestinale, et la substitution, depuis un demi-siècle, du tænia inerme (bœuf) au tænia armé.

La moyenne de l'infestation est, en France, de 2,40 %. La ladrerie n'a pas encore été constatée sur des bœufs d'origine française ; elle est au contraire très fréquente (20 %, Alix) en Tunisie. Sur 10 tænias, on en compte 9 inermes. C'est à la recherche des rôtis de bœuf saignants qu'on doit cette recrudescence. En Allemagne, on compte un porc ladre sur 272.

Le cysticerque vit dans le tissu cellulaire ; on en apprécie la présence, chez le porc, au moyen du Langueyage : on recherche les vésicules sous la langue, l'un de leurs points d'élection. Les éleveurs savent faire disparaître les vésicules, non sans laisser pourtant des cicatrices apparentes. La ladrerie du bœuf est beaucoup plus difficile à découvrir. Bien que le mouton puisse donner abri, dans son intestin, à plus de 10 tænias, on admet qu'il n'est pas susceptible de devenir ladre, ce qui en impose la préférence dans le choix de la viande crue.

La ladrerie n'est pas spéciale aux animaux; on l'a constatée, quoique rarement, chez l'homme, et les premières observations connues remontent au xviie siècle (Werner, Bloch). On en doit l'étude à Rudolfi, Brenner, Davaine, Laboulbène, Delpech, etc. Le cysticerque est toujours (une seule exception) celui du T. armé; les pauvres peu soucieux de l'hygiène, mangeant avec les doigts ou vivant en promiscuité avec les espèces ladres, sont souvent atteints; l'Allemagne est la plus éprouvée, et l'encéphale semble être le siège de prédilection de l'infestation, peut être parce qu'il réagit de manière à attirer davantage l'attention; l'œil, les muscles, le tissu cellulaire sous-cutané sont encore des points d'élection. Les symptômes sont vagues, en l'absence de constatation directe; une affection cardiaque mortelle peut être le premier observé. Un sujet porteur de tænia peut encore s'infester par ascension d'un proglottis vers l'estomac.

C'est à tort qu'on a qualifié vulgairement le tænia de ver solitaire. Des helminthes divers vivent parfois, en même temps, sur le même sujet : 7 à 8 fois sur 100 on trouve 2 tænias; 2 à 3 fois, 3; on en a rencontré jusqu'à 60.

Au point de vue de la longueur, 52 fois sur 100, elle est de moins de 5 mètres; 6 fois de 11 à 15; les longueurs supérieures sont exceptionnelles : Bérenger-Féraud cite l'exemple de 13 tænias inermes venant de Madagascar, coexistant chez le même sujet, et mesurant ensemble 154 mètres; le sujet n'était pas encore débarrassé (janvier 1895).

Les symptômes de l'helminthiase intestinale varient beaucoup de nature et d'intensité. Parfois nuls, ou bornés à l'expulsion des anneaux mûrs, ils sont ailleurs nerveux et vagues; ailleurs encore, on observe des désordres gastro-intestinaux, de l'anémie grave avec diminution des hématies comme dans l'anémie pernicieuse, des attaques épileptiformes, hystériformes, choréiformes, auxquels met fin l'expulsion du parasite. La pseudo-épilepsie, rare somme toute, peut devenir à la longue de l'épilepsie vraie; jusque-là, elle se différencie par la longueur de l'aura, et la prévision de l'attaque.

Chatin a rencontré une fois dans l'intestin de l'homme, sans qu'il eût déterminé d'accident, le *strongle paradoxal* qui habite, en temps ordinaire, les bronches du porc.

TRICHINOSE.

Après les tænias vient, par ordre de fréquence, la trichine qui, pour la gravité, mériterait d'être placée en première ligne.

Vivant adulte dans l'intestin grêle des mammifères, elle pénètre à l'état larvaire dans leurs muscles et s'y enkyste. On la voit surtout chez le porc qui la tient du rat et s'infeste par défaut d'hygiène. La trichine des muscles du porc résiste à la salaison incomplète, au fumage. La cuisson ne la détruit qu'aux environs de 75° ; l'usage du porc cru en assure la propagation : c'est pourquoi presque toutes les relations d'épidémies nous viennent d'Allemagne. Voici une statistique de la trichinose en Prusse en 1881, que nous empruntons à Zundel :

En 1880, il y avait un porc trichiné sur 1460.
En 1881,   —   —   — 1559.

Pour toute la Prusse, sur 5118780 sujets examinés, on en a trouvé 1695 cas, et, tandis qu'on trouvait ce nombre d'individus indigènes malades, on ne rencontrait que 1895 pièces américaines infestées, ce qui prouverait que le danger vient surtout des porcs indigènes.

Cette statistique est de nature à dissiper les craintes qu'on a manifestées, à une époque, au sujet de l'importation des viandes américaines. Il n'y a pas lieu de les frapper d'interdiction plutôt que les viandes allemandes, d'autant plus que Vallin affirme que la salaison poussée à fond (*fully cured*) tue la trichine, et qu'il suffit de soigner cette opération. Gibert (du Havre) n'a jamais rencontré un cas de trichine chez les ouvriers qui consomment journellement du porc cru américain, et confirme l'opinion précédente. Le mode de cuisson adopté en France nous met, du reste, à l'abri du danger qui est en raison inverse du temps écoulé depuis l'abatage, et s'éteint bientôt tout à fait. L'inspection n'en est pas moins indispensable, soit au départ, selon les conclusions votées par le Congrès des États-Unis, en avril 1890, soit surtout à l'arrivée, avec la saisie comme sanction.

ACTINOMYCOSE.

Bien que l'actinomycose atteigne, dans quelques pays, l'espèce bovine surtout, quelquefois le porc avec une certaine fréquence, l'infection humaine dont les exemples se multiplient ne semble pas pouvoir être transmise par l'ingestion de la chair musculaire : le mâchonnement de graines de graminées, de brins de paille, et la carie dentaire comme porte d'entrée du parasite revendiquent tous les cas connus.

En tout état de cause, il est bon, si les lésions sont généralisées, de considérer la viande comme suspecte et de la détruire : c'est la conduite suivie en Amérique. D'une enquête de Redon et Bourg il résulte que, sur 131598 animaux du marché de la Villette, il en existait 95 cas, soit 0,72 %. Le lieu d'élection chez le bœuf est la mâchoire inférieure, mais on en trouve aussi dans le pharynx, les mamelles, le péritoine, les muscles, les poumons, etc.

Toutes les maladies de l'animal peuvent influer sur les qualités de la viande; mais il y a une différence énorme suivant qu'il s'agit d'affections banales ou virulentes.

VIANDES FIÉVREUSES, MÉDICAMENTEUSES.

Les maladies banales, inflammations diversement localisées, donnent lieu à l'altération qui constitue les viandes fiévreuses, reconnaissables à leur consistance molle, à l'état terne, poisseux, à l'odeur de relent. L'apoplexie laisse des vaisseaux gorgés de sang noir, des muscles infiltrés rougissant à l'air, en un mot, des viandes saigneuses. Ces viandes, qu'on consomme quelquefois impunément, ne sont considérées que comme douteuses. Il est plus prudent de s'en abstenir, car on sait maintenant, par les travaux de Gautier, que l'animal sain et à fortiori l'animal malade accumule dans ses organes des alcaloïdes toxiques; leur pouvoir nutritif est d'ailleurs très affaibli: de plus, des médicaments administrés à l'animal pendant le cours de la maladie passent souvent dans la circulation générale, communiquent aux tissus une odeur désagréable et, plus encore, des caractères nocifs. Knudsen et Fröhner ont nié le fait pour la strychnine, l'ésérine, la pilocarpine, ce qui ne prouve rien contre l'arsenic, le médicament le plus employé. De fait, des accidents ont été signalés.

VIANDES VIRULENTES.

Les viandes virulentes sont bien plus dangereuses : on y range celles des animaux atteints de typhus, de péripneumonie, de maladie aphteuse (cocotte), de charbon bactéridien ou symptomatique et de septicémies diverses, enfin surtout de tuberculose.

TYPHUS, PÉRIPNEUMONIE, COCOTTE, CHARBON.

Pour le typhus, la péripneumonie, la cocotte, il est admis qu'on peut consommer la viande sans danger. Une telle opinion se modifiera sans doute, et on n'est plus aussi affirmatif déjà pour les deux dernières maladies : en tous cas, la viande est fiévreuse. Pour le charbon bactérien, le danger résulte aussi bien des inoculations accidentelles pendant les manipulations que de l'infection intestinale ou mycose, maladie redoutable, et de l'empoisonnement par les toxines accumulées. Les viandes charbonneuses sont faciles à reconnaître : elles offrent au plus haut degré le caractère des viandes asphyxiques, sont molles, noirâtres ou marbrées par places, infiltrées de sérosité, emphysémateuses, tachent les mains, ne rougissent pas à l'air, et laissent voir, à l'examen microscopique, la bactéridie de Davaine.

Dans le charbon symptomatique, mêmes dangers d'infection, d'intoxication ; odeur particulière de beurre rance signalé par Moulé et Nocard.

TUBERCULOSE.

La tuberculose des animaux de boucherie et autres revendique une part des infections humaines et mérite d'être inscrite parmi les maladies contagieuses (12 novembre 1887).

Beaucoup plus fréquente qu'on ne l'admettait jusqu'alors, elle s'attaque, par ordre de fréquence, à la vache, au bœuf, au porc, au veau, au cheval. Elle n'est pas rare chez le lapin et les animaux de basse-cour, et l'identité des diverses tuberculoses compte, on le sait, de nombreux partisans. Les bovidés sont atteints dans la proportion de 5,89 % en Allemagne, peut-être 50 % en Russie ; en France, nous n'avons pas jusqu'ici de statistique complète. Le porc est tuberculeux, en Allemagne, dans 0,71 % des cas ; en France, dans 1 % environ. A Berlin, au dire de Villaret, chaque habitant mange par an 1 kilogramme de viande tuberculeuse.

La phtisie des bêtes à cornes (pommelière), malheureusement fort commune chez les bestiaux nourris dans les étables des grandes villes, est compatible avec un état extérieur remarquable d'embonpoint. Il faut savoir pourtant que c'est l'exception. Faut-il admettre l'identité de la pommelière et de la phtisie humaine? Probablement. Y a-t-il danger à consommer la viande infectée? Probablement encore. Faut-il donc la détruire et à quel degré d'infection devra-t-on appliquer cette mesure?

Au Congrès international d'hygiène de Londres, Mac Fadyan et Woodlead ont encore affirmé que la viande tuberculeuse et le jus qu'on en exprime peuvent donner la tuberculose. Il est indéniable que le bacille existe souvent dans le muscle, le tissu conjonctif, le sang, et que, si le suc gastrique détruit les germes adultes, il en laisse passer les spores : l'érosion de la muqueuse intestinale viendra faciliter la fixation ou les migrations du parasite.

Les discussions que ces divers problèmes ont soulevées au sein des congrès depuis dix ans nous paraissent porter moins sur le fond même de la question que sur des considérations d'économie sociale qui n'ont peut-être pas toute la valeur qu'on leur accorde. Il semble, en effet, que l'entente soit complète sur deux points essentiels : danger du lait tuberculeux, innocuité douteuse de la viande dans les cas de maladie avancée. Ce n'est donc plus qu'une affaire de degré; or, en admettant qu'on ait exagéré le danger, qu'on ne puisse pas toujours conclure des expériences des animaux à l'homme, des résultats de l'injection sous-cutanée à ceux de l'ingestion, etc., qui oserait soutenir que ce danger n'existe pas? Nous estimons qu'en hygiène publique, il vaut mieux pécher par excès de prudence que par défaut, et que la première économie à réaliser est celle du capital humain.

Eh bien! il y a trois législations possibles : saisie totale et destruction, préconisées en France; saisie tempérée, limitée aux cas où la maladie est généralisée, l'animal étique, système appliqué en France et en Allemagne; vente libre dans les étaux de basse boucherie, avec déclaration obligatoire de la nature du produit, et recommandation de le cuire ou de le saler à fond (Angleterre).

Laisser la vente libre, même avec le correctif de la déclaration, à laquelle les vendeurs manqueront rarement de se soustraire, c'est favoriser la fraude aux dépens des groupes sociaux les plus intéressants : l'armée et le peuple ; celui-ci, parce qu'il s'adresse de préférence, et pour cause, aux étaux inférieurs ; celui-là, parce qu'il a toujours été et sera longtemps encore, peut-être, l'objectif du commerce malhonnête. Croire qu'il suffira de recommander au public de cuire à fond ou de saler sa viande pour qu'il s'empresse de mettre à exécution ces sages préceptes, c'est se faire volontairement illusion sur ce qu'on peut obtenir de l'initiative individuelle, quand on sait combien il est difficile d'imposer des précautions beaucoup plus simples dans des milieux où l'on dispose pourtant de moyens de contrainte. D'ailleurs, la cuisson n'est efficace que s'il s'agit d'une ébullition prolongée, et le salage, dont l'action bactéricide est controuvée, n'ira-t-il pas à l'encontre du but poursuivi en favorisant l'usage de la viande crue?

Limiter la saisie à certains cas, c'est s'exposer à des difficultés incessantes dans la pratique, et risquer de ne pas s'entendre sur ce qui constitue la tuberculose locale et la tuberculose généralisée. Où commence celle-ci? et peut-on être sûr que, dans la lésion la plus localisée, des ganglions éloignés ne contiendront pas le germe virulent? Que l'infection par voie digestive soit rare, c'est possible, mais il suffit qu'elle existe pour qu'on soit en droit de s'armer contre elle.

Le Congrès de 1888 en a jugé ainsi lorsqu'il a admis, sur la proposition d'Arloing, le principe de la saisie totale avec indemnisation des propriétaires, qui les engagera à être sincères. Les charges qui pourraient en résulter pour l'administration seraient aisément diminuées, s'il était nécessaire, par l'utilisation. sous forme de vente après cuisson surveillée, de préparation de conserves Appert, d'extrait de Liebig, etc., et encore à condition qu'on n'utilise que les sujets tuberculisés localement, et qu'on détruise les autres par un procédé quelconque, le feu ou l'immersion sulfurique de A. Girard.

C'est, en dernière analyse, à la prophylaxie qu'il appartient de diminuer le nombre des animaux tuberculeux : elle dispose, pour atteindre ce but, de la réglementation et de la surveillance des nourriceries, de l'inspection des marchés, de la suppression des tueries particulières, de la recherche et de l'examen des viandes foraines. Elle constatera les premières manifestations de la maladie par les injections de tuberculine qui offrent, dans le cas qui nous occupe, une importance incontestable démontrée par Nocard, à condition qu'on n'accorde une valeur réelle qu'aux élévations thermiques supérieures à 1°,4 ; et pratiquera la désinfection rigoureuse, l'isolement, l'abatage immédiat, etc.

AUTRES MALADIES VIRULENTES.

En dehors des maladies virulentes bien connues, il en est d'autres avec lesquelles il faudra compter un jour : telle l'infection par le *Bacillus enteritidis* de Gärtner, une maladie microbienne de nature inconnue, observée par Ballard et Klein, par Paak et Gaffky, et plus récemment par Van Ermenghem dans une épidémie d'infections alimentaires observée à Moorseele (Belgique). L'analogie de cette dernière avec celle de Gärtner serait complète : elle proviendrait aussi d'animaux, veaux ou vaches, atteints d'entérite.

Ballard considère les intoxications alimentaires comme de véritables maladies infectieuses ; dans ces intoxications, il y a deux sortes d'accidents : les *précoces* qui sont des empoisonnements par les toxines microbiennes, des microbes spécifiques ou saprogènes ; et les *tardifs* qui sont des inoculations, des infections générales. Les microbes, fabricants de poisons, préexistent dans les viandes malades ou y sont introduits par l'atmosphère. Ce sont les idées que nous avons défendues.

La putréfaction joue un rôle important dans les intoxications alimentaires. A un léger degré, c'est la viande faisandée, féconde en indigestions, en dyspepsies. A un point plus élevé, c'est la pourriture qui se révèle par un goût répugnant et quelquefois par une odeur fade, faible, d'autant plus dangereuse qu'elle n'avertit pas.

La putréfaction fait naître des gaz, des acides gras (indol, scatol), des corps cristallisés (leucine, tyrosine, glycocolle), des ptomaïnes. On en connaît les caractères ; les causes qui en hâtent l'apparition sont : viandes jeunes, mal saignées, fatiguées, malades ; délicatesse des organes, richesse en eau ; température élevée, chaleur humide, temps orageux. Les lésions produites par les intoxications qui nous occupent sont la congestion, l'inflammation vive allant jusqu'à la gangrène ulcéreuse, des hémorrhagies dans les ganglions, les muscles, le cœur, même quand l'action directe sur l'intestin ne peut être invoquée. Ce sont les lésions rencontrées dans les autopsies que nous avons relatées.

LES CONSERVES.

Hoffmann affirme que 10 % de la viande abattue se perd et que le public paye ce déchet. Cela suffirait à expliquer l'usage si répandu des conserves et l'extension donnée aux procédés de conservation.

Les antiseptiques appliqués à la solution de ce problème ne sont ni pratiques, ni efficaces, ni même inoffensifs.

Restent la *chaleur* et le *froid*, puis avec une valeur moindre, le salage, le fumage et l'enrobement.

La chaleur était jusqu'à présent le premier procédé. Nous lui devons l'encombrante quantité de conserves dont les expéditions lointaines et les guerres justifient peut être l'accumulation. Qu'on porte les boîtes au bain-marie ou à l'autoclave, il faut atteindre une température capable de détruire les germes, purger les boîtes de l'air qu'elles contiennent et veiller à ce que la fermeture en soit bien exacte. On peut reprocher à la viande de conserve d'acquérir à la longue un goût désagréable, d'imposer une préparation donnée, de subir des modifications moléculaires qui en rendent l'aspect peu appétissant; d'exposer par la soudure des boîtes à l'intoxication par le plomb et l'étain, de s'altérer parfois spontanément, ce qu'on reconnaît au bombement du couvercle, à la liquéfaction de la gélatine, au goût de poisson pourri. Si ces indices existent, ils suffisent pour faire rejeter l'aliment; en leur absence, on a vu néanmoins se produire nombre d'accidents que nous avons exposés dans notre « Étude sur les empoisonnements alimentaires ».

La conservation par le froid évite tous ces inconvénients; sa durée est, pour ainsi dire, indéfinie, et ne fait perdre à la viande ni son goût, ni ses qualités alibiles, ni même son aspect, si la décongélation est opérée suivant des procédés appliqués par la Compagnie Sansisena, à tel point qu'il est difficile, — à moins d'être prévenu — de distinguer la viande congelée de la viande fraîche, ce qui n'a pas, en réalité, beaucoup d'inconvénients. Notre collègue Maljean a indiqué le moyen de les reconnaitre en constatant au microscope les altérations subies par les hématies, leur décoloration, la teinte rouge du sérum où passe la matière colorante de ces éléments. La réfrigération dont les premiers essais, comme application au transport, ont été réalisés par un ingénieur français, M. Tellier, et dont la solution pratique a été obtenue par un autre ingénieur français, M. Giffard, permet d'utiliser les quantités énormes de viande d'Amérique et d'Australie qui demeuraient sans emploi. Elle aura pour effet d'abaisser le prix de la viande et de la mettre à la portée de tous.

POUDRE DE VIANDE.

Dans le même ordre d'idées, — la conservation — nous devons une mention à la *poudre de viande*. Poincarré lui trouve un pouvoir nutritif inférieur à celui d'un poids égal de viande fraîche, et lui attribue une action fâcheuse sur le tube digestif. Debove et Dujardin-Beaumetz ne partagent pas cet avis : pour eux, la viande en poudre est plus nutritive, mieux peptonisée que la viande naturelle : elle joue un rôle primordial dans le gavage appliqué au traitement des maladies consomptives. D'après Rousseau, elle représente 4 fois son poids de viande fraîche et se dissout promptement si elle est récemment préparée : les principes albumineux en représentent, en poids, les 66 ou 77 centièmes. En France, la poudre de Rousseau est, avec raison, très appréciée : elle est presque inodore, de conservation facile, d'un goût supportable grâce à la lixiviation, à l'alcool et à l'éther, qu'elle a subie. Elle renferme au kilogramme 897 grammes d'albuminoïdes équivalant à 4 kilos de viande désossée et dégraissée. La poudre Trouette-Perret paraît préférable encore : elle a l'avantage de contenir une certaine proportion de farine de légumes qui en fait un aliment complexe, et l'inconvénient de coûter assez cher. Nous pourrions citer, parmi nos observations personnelles, le cas d'un malade qui, au moyen du gavage, put traverser une période de quatre mois d'anorexie nerveuse, sans perdre de son poids, tout en se livrant à une vie active, avec un régime quotidien exclusivement composé de cinq cuillerées à soupe de poudre Trouette-Perret, 250 grammes de lait ou de bouillon et deux œufs crus. Dujardin-Beaumetz indique un moyen pour préparer soi-même de la poudre de viande : du bœuf bouilli haché finement est desséché au bain-marie et pulvérisé dans un moulin. La difficulté est généralement de faire accepter les diverses poudres. On parvient pourtant à en faire des préparations agréables, et les manières de l'accommoder existent en grand nombre.

EXTRAITS DE VIANDE LIEBIG ET AUTRES.

Les extraits de viande Liebig et autres ont une valeur alimentaire nulle ; ils tuent les animaux plus vite que la privation de nourriture (Kemmerich). Ils ne doivent servir que de condiments et venir en aide à quelques préparations culinaires. Les consommer en excès, c'est s'exposer à de graves accidents, car ils ne contiennent que des sels, surtout de potasse, et des extractifs, albuminoïdes non protéiques, qui n'ont que des effets toxiques.

PEPTONES.

Les peptones, solutions de matières albumineuses dans la pepsine qu'on prépare aujourd'hui industriellement, sont utiles en thérapeutique, à condition qu'on les emploie seulement par la voie rectale ; par voie gastrique, elles ne jouent qu'un rôle d'agent d'épargne. L'intestin les absorbe bien. Voici, d'après Dujardin-Beaumetz, comment on peut composer un lavement de peptone : deux ou trois cuillerées à café de peptone sèche, un jaune d'œuf, cinq gouttes de laudanum, 50 centigrammes de bicarbonate de soude. La dose de peptone peut atteindre 60 grammes.

VOLAILLES.

Les volailles, qui constituent une viande de luxe, sont d'une composition analogue à la chair des mammifères. Il y a quelques différences, au point de vue de la digestibilité, entre le poulet jeune, qui vient en première ligne, la dinde, sensiblement plus lourde, le pigeon, qui n'est mangeable que jeune, le canard et l'oie, aliments substantiels très gras « bien reçus des estomacs robustes ».

Le foie de volaille est souvent tuberculeux et la tuberculose aviaire a des caractères voisins de la tuberculose humaine, dont elle n'est probablement qu'une variété, ou une modification créée par l'acclimatement. Grancher et H. Martin sont partisans de l'identité. La transmission de la diphtérie des gallinacés à l'homme n'est pas une considération négligeable, surtout lorsqu'il s'agit des enfants. Roux et Yersin, Cornil, Saint-Yves-Ménard, Lœffler, Mégnin sont les adversaires de la transmissibilité soutenue par Delthil, Longuet, Vallin, H. Petit. En somme, la question n'est pas résolue.

GIBIER.

A poils ou à plumes, le gibier se distingue par son caractère de viande non saignée, partant très nutritive, par sa richesse en extractifs, en leucomaïnes dues à la poursuite qu'on inflige aux animaux avant leur mort, et à la fâcheuse habitude de ne les consommer que faisandés

REPTILES ET BATRACIENS.

Ceux qui entrent dans l'alimentation sont si rarement utilisés qu'il n'est pas nécessaire de s'en occuper longuement. La grenouille a une chair délicate, légère à l'estomac, propre aux convalescents, et rappelant celle du poulet. La tortue est un aliment d'exception.

POISSONS.

Nous empruntons à Molleschott l'analyse suivante :

	CARPE	SAUMON
Albumine soluble et hématine.	2,93	4,34
Musculine et analogues.	10,21	10,96
Matières gélatinisables par la coction.	2,02	
Graisses.	9,84	4,79
Matières extractives	1,45	1,78
Créatine	?	?
Cendres.	2,00	1,26
Eau	78,54	78,86

Cette composition s'écarte un peu de celle de la viande des mammifères; le poisson est moins nutritif, bien que capable d'être substitué presque complétement à la viande, comme le prouve l'exemple des populations côtières. La différence porte surtout sur la musculine qui s'y trouve en quantité sensiblement moindre, et sur la graisse, au contraire, plus abondante. Elle varie avec l'espèce, et les poissons forment trois groupes : à chair jaune, à chair blanche, à chair grasse; ces derniers, d'une digestion laborieuse, ont une chair analogue à celle du porc dans la série des viandes. Leur type est l'anguille, comme le saumon est le type des poissons à chair jaune, la carpe, le brochet, les types des poissons à chair blanche. Le poisson jeune est peu nutritif. Les populations ichthyophages, fait remarquer J. Arnould, ont rarement les attributs de la vigueur ou les perdent vite. On a beaucoup insisté sur les propriétés aphrodisiaques du poisson; elles restent, au moins, douteuses.

Il faut consommer le poisson très frais; conservé, il s'altère promptement et devient détestable. A l'état frais, il n'expose qu'à une variété de parasitisme, le bothriocéphale, dont la larve habite le brochet, la lotte, la perche, les salmonidés, etc.... Les poissons qui vivent au voisinage de certaines fabriques et s'imprègnent des produits toxiques des eaux industrielles peuvent déterminer des empoisonnements ; de même les poissons toxiques, à l'époque du frai, ou en tous temps, dans certains parages. Il est aujourd'hui démontré que quelques-uns de ces accidents ont pour origine des microbes diffusant des substances toxiques dans tout le corps du poisson, et sont détruits, avec les microbes qui les produisent, par une cuisson parfaite.

On conserve les poissons, actuellement, par le froid, comme les viandes. On les conserve aussi par le procédé Appert, le salage et le fumage, par l'immersion dans l'huile, etc. Les accidents d'intoxication qui ne sont pas rares, et paraissent moins graves que ceux dont il a été question à propos des conserves de viande, ressemblent beaucoup à ces derniers. Le danger d'intoxication saturnine par les soudures des boîtes atteint son maximum avec les conserves à l'huile, et toute autre soudure qu'à l'étain fin est interdite : mieux vaut encore recourir à l'emboutissage. Parmi les poissons salés, il en est un d'une valeur nutritive réelle, la *morue*, très azotée ; elle est sujette à une altération particulière, le *rouge*, champignon microscopique dont la vénénosité n'est pas bien établie. On y remédie par le brossage, le passage au four, les lavages au benzoate de soude, etc.

CRUSTACÉS.

Les crustacés qui entrent dans l'alimentation sont surtout le homard, le crabe, la crevette, l'écrevisse. Le *homard* est particulièrement résistant au suc gastrique et indigeste. L'*écrevisse*, avec les condiments dont on l'entoure, est un aliment de haut goût, assez lourd, dont les propriétés excitantes sont de notion vulgaire.

La *crevette* est un hors-d'œuvre de luxe, léger à l'estomac, agréable au palais, véritablement exquis quand l'animal est immergé vivant dans l'eau bouillante. Les crustacés n'exposent à aucun danger spécial ; la putréfaction les atteint assez facilement, et peut être l'origine des accidents du botulisme : il est prudent de ne pas les conserver du jour au lendemain. L'urticaire est un accident particulièrement fréquent à la suite des repas de homard, par le fait d'une idiosyncrasie. Le *crabe* figure exceptionnellement sur nos tables : sa chair est plus aqueuse, moins dense, moins indigeste que celle du homard. Elle est plus fade et moins estimée.

MOLLUSQUES.

L'*huître*, fort digestible, se digère d'elle-même ; elle a une valeur nutritive faible. On ne trouve, dans une douzaine, que le 1/10 de la ration journalière. L'eau de mer serait elle-même nutritive, dans la coquille de l'huître. C'est, au plus haut point, un aliment de luxe, réveillant l'appétit, bien accepté des malades, et n'exposant pas autant que d'autres mollusques aux accidents dont nous aurons à parler plus loin ; la coloration verte est parfois obtenue au moyen des sels de cuivre et peut causer des coliques et des vomissements. L'huître naturellement verte n'a de vert que les feuillets trachéaux.

La *moule*, plus commune, plus lourde, plus nutritive, est le plus souvent mangée cuite à l'inverse de l'huître. Elle donne facilement lieu à des indigestions et à des accidents spéciaux, depuis le malaise léger, accompagné de bouffées de chaleur, de prurit intense, d'urticaire, jusqu'aux vomissements avec collapsus mortel. La cause de ces accidents est attribuée aujourd'hui à une maladie de la moule, dont le foie du mollusque est le siège : un poison de l'ordre des leucomaïnes, la mytholotoxine, s'y accumule et donne lieu à des accidents analogues à l'empoisonnement par le curare. Il ne semble pas qu'il y ait de saison spéciale où la maladie soit plus commune. Un seul individu malade peut causer les accidents dont on se préservera, jusqu'à un certain point, en évitant de consommer les moules mortes, à coquilles béantes, ou recueillies dans les eaux troubles, renseignement, il est vrai, difficile à connaître.

L'ébullition en présence d'une petite quantité de soude en est un préservatif certain, paraît-il (Salkowsky); mais il altère le goût de l'aliment et ne peut entrer, pour cette raison, dans les habitudes culinaires.

Lustig a encore découvert, dans le foie de la moule toxique, un microbe pathogène, mais qui paraît agir plus par les toxines qu'il sécrète que par sa présence propre.

Il n'y a pas lieu de tenir compte de ces résultats, qui ne sont pas confirmés.

L'*escargot* est encore un aliment de luxe, bien que, pour quelques populations de la campagne, il constitue une véritable ressource alimentaire.

Cet aliment porte avec soi, paraît-il, ses moyens de digestion, ce qui ne l'empêche pas d'être, le plus souvent, assez lourd. On cite quelques empoisonnements occasionnés par des escargots ayant vécu sur des plantes vénéneuses. Il est bon, pour se mettre à l'abri, de les choisir de préférence au moment de l'hibernage, ou de les faire jeûner et dégorger pendant quelques jours.

Si les inconvénients que nous signalons sont d'observation exceptionnelle, c'est qu'il arrive fréquemment qu'on remplace l'escargot, dans des coquilles d'usage répété, par des lanières de poumon qui ont à peu près la même consistance, presque la même saveur, mais qui n'ont pas, bien évidemment, les mêmes qualités alibiles.

CHAPITRE IV

Aliments tirés du règne végétal.

Les aliments tirés du règne végétal ont, dans l'alimentation humaine, peut-être plus d'importance encore que ceux que nous venons d'étudier. Ils apportent dans le régime la variété indispensable et tempèrent les inconvénients du régime carné exclusif. Ils facilitent et régularisent, par l'abondance des résidus, les évacuations intestinales, réduisent au minimum les toxines et, par cela même, conviennent à nombre d'affections, albuminurie, goutte, dilatation de l'estomac, etc. L'excès du régime végétal peut provoquer la dyspepsie par surcharge, l'obésité par ralentissement de la nutrition, et, à la longue, les résultats de l'alimentation insuffisante.

L'USAGE EXCLUSIF EST-IL COMPATIBLE AVEC LA VIE?

Les végétaux dominent dans l'alimentation humaine; il en est ainsi chez les paysans, chez les citadins pauvres. Leur usage exclusif est-il compatible avec la vie? Cela est incontestable et démontré par l'expérience; la privation de viande est plus facilement supportée peut-être que celle des végétaux.

RÉGIME DES TRAPPISTES.

Les Trappistes se l'imposent volontairement; c'est le

seul exemple, d'ailleurs, d'un régime végétal à peu près exclusif allié à un travail régulier et pénible; le lait, du reste, entre dans leur alimentation à certaines périodes de l'année, et les œufs, le beurre, la viande même sont permis aux malades. Pendant 5 mois, du 14 septembre au 15 février, les Trappistes font un seul repas par 24 heures, douze heures après le réveil; deux repas pendant le reste de l'année. Chacun se compose de 570 grammes de pain avec soupe, pommes de terre, racines et légumes cuits à l'eau : l'huile n'est permise que dans la salade; le dessert se compose de fruits cuits, crus ou de raves, et la boisson est représentée par un demi-litre de cidre.

L'appétit des religieux est robuste, ce qui s'explique par la vie laborieuse en plein air, le sommeil court, le besoin de réparation : mais les troubles digestifs ne sont pas rares, sous forme de flatulences, aigreurs, sensation de plénitude gastro-intestinale, torpeur, somnolence, etc.

L'embonpoint, l'accroissement de volume du ventre se remarquent dès les premières années; la goutte, la gravelle sont naturellement inconnues; la longévité est normale. Toutefois la difficulté d'assuétude à ce régime, qui pêche par défaut de viande et de graisse, suffit à éliminer les constitutions douteuses, opère la sélection, et les rares élus dont la santé résiste à ces épreuves extraordinaires, ne nous apparaissent que comme des exceptions. En ce moment même, la règle de l'ordre est sur le point d'être modifiée par la tolérance de l'usage du poisson, des œufs, du lait : ces concessions paraissent significatives.

VÉGÉTARIENS.

Nous avons eu l'occasion déjà de faire allusion à la secte des végétariens qui soutient que le régime végétal sinon exclusif, mais au moins prédominant, est le seul rationnel; elle s'est, sans trop de raison, autorisée de

Pythagore; car ce philosophe, s'il recommandait l'usage de tout ce qui est végétal, frais et tendre, ne conseillait nullement l'abstinence des volailles, cochons de lait, poissons, et savait préférer les parties musculaires aux entrailles des animaux; il appréciait beaucoup le lait et le miel, et n'excluait, on ne sait pourquoi, que les œufs et les légumes secs. Nous avons apprécié déjà les arguments tirés de la « Nécrophagie » et du meurtre alimentaire. Sans doute de nombreux groupes humains en Irlande, aux Indes, etc., sont végétariens, mais par nécessité. Si l'on peut reprocher au régime animalisé quelques inconvénients, si l'on peut regretter l'absence toujours préjudiciable de végétaux, et surtout de végétaux frais, il faut mettre au passif du régime végétal, pour être juste, la pellagre, l'ergotisme, l'athérome et l'insuffisance de la nutrition.

RÉGIME DES CHARTREUX.

Nous verrons pourquoi le régime mixte est seul soutenable. Les végétariens eux-mêmes, qui ne sont pas végétaliens, le pratiquent, en ajoutant aux légumes le lait, les œufs, les fromages. Ainsi procèdent les Chartreux qui passent, à tort, pour pratiquer le régime végétal exclusif. Ces religieux, font de Pâques au 1er septembre, deux repas par jour; du 1er septembre à Pâques, un repas et une collation composée de 100 grammes de pain et de 2 ou 3 verres de vin coupé d'eau. En temps ordinaire le déjeuner a lieu à 10 heures 1/4, le dîner à 4 heures 1/2, intervalle insuffisant; leur durée est de 3/4 d'heure, car il est prescrit de manger très lentement. Les repas sont copieux, et peuvent se composer de lait, d'œufs, de beurre, poissons, légumes, fruits, — à l'exclusion absolue de la viande; encore la poule d'eau et la loutre sont-elles admises — comme boisson, 75 centilitres de vin ou 1 litre 1/2 de bière par jour. L'ensemble de ce régime est très acceptable. Le régime animal exclusif aurait, à la longue, des inconvénients plus graves encore que ceux que nous venons d'étudier, et pécherait par insuffisance d'hydrocarbonés. Du reste, dans le régime végétal lui-même, il y a un choix à faire : des herbages seuls conduiraient vite à l'inanition, comme il arriva au philosophe Héraclite, malgré l'adjonction à ce régime déjà singulier, de bains de fumier, et de la stabulation.

L'analyse chimique nous apprend bien que les pois, haricots, fèves, lentilles, renferment plus d'azote que la viande; mais nous savons que l'azote des végétaux s'assimile mal, et que le volume exigé de la ration physiologique a des inconvénients pour les organes digestifs qui en expulsent la moitié sous forme de résidus insolubles.

DE LA CONSTIPATION.

Nous ne pouvons terminer ces considérations générales, sans dire quelques mots de la constipation dont on demande souvent le remède aux aliments végétaux. Les aliments azotés tirés du règne animal, très assimilables, laissent peu de résidus, n'excitent pas la contraction des muscles lisses et donnent lieu à la constipation. Les végétaux ont les propriétés inverses, d'où la vogue des épinards, du pain de seigle, du pain de son, de la graine de lin, des fruits, des pruneaux, de la chicorée, de l'oseille, du raisin, comme laxatifs. A la constipation se rattachent les auto-intoxications par séjour prolongé des matières fécales dans l'intestin, où les microbes saprophytes se développent aux dépens des résidus alimentaires et secrètent des alcaloïdes, des ptomaïnes, résorbés et répandus dans la circulation générale : la céphalée, les vertiges, l'insomnie, la dyspepsie en sont les conséquences. Dans l'occlusion intestinale on ne meurt pas d'inanition : l'issue fatale est prompte, précédée de signes d'empoisonnement. Bien des constipations sont guéries par le régime : Trousseau les combattait par l'alimentation herbacée, les fruits crus, G. Sée, au contraire, préconise le régime azoté additionné d'une notable proportion de végétaux, à l'exclusion des graisses; la différence est insensible. C'est le régime que nous conseillons, sans insister sur les propriétés laxatives du pain grillé, du pain de son, de seigle, de maïs, du pain d'épices. Nous parlerons, en temps et lieu, de la cure de petit-lait et de la cure de raisins qui s'adressent, elles aussi, aux états où l'atonie intestinale prédomine.

DE LA DIARRHÉE.

La diarrhée, occasionnée plus souvent par l'augmentation des contractions péristaltiques que par l'exagération des sécrétions, est favorisée par l'alimentation mal choisie, trop copieuse; les végétaliens ont des selles très abondantes, jamais moulées. Les aliments qui conviennent aux gens constipés entretiennent naturellement l'état inverse, c'est-à-dire la diarrhée; le régime azoté, les œufs, les viandes adultes, une ration peu volumineuse, conviennent au traitement de cet état.

Le règne végétal fournit à l'alimentation les céréales, les légumes et les fruits.

LES CÉRÉALES.

Les principales céréales alimentaires sont : le froment, l'orge, le seigle, le maïs, le riz. Elles se présentent toujours, sauf le riz, sous la forme de farines, dont on fabrique le pain, les pâtisseries, les pâtes alimentaires. Le tableau suivant permet d'apprécier leur valeur respective :

FARINES	M. AZOTÉES	M. GRASSES	CELLULOSE	DEXTRINE	SELS	AMIDON
Blé $^0/_0$ . .	10	2.15	3	3,32	5,5	71,49
Orge . . .	12,96	2,70	4,75	10	3,1	66,13
Avoine. . .	12,02	7,05	7,80	»	1,2	64
Seigle. . .	12.50	2.25	3.10	11,90	2,6	67
Maïs . .	12.50	8,80	5,90	4	1,25	67
Riz	7.05	1,10	1.10	1	0,90	89

La valeur nutritive est d'autant plus grande que la farine contient plus de matières salines. La farine de blé de première qualité, c'est-à-dire blutée complètement, contient, pour 100 grammes, 1,55 de sels en moins que le grain entier : l'écart se rencontre dans le son. La farine non blutée est donc théoriquement la plus nutritive : malheureusement le son, qui contient lui-même de 10 à 15 $^0/_0$ de matières azotées, ne se digère pas, et se retrouve intégralement dans les selles ; il entraîne même une désassimilation plus grande des principes nutritifs, de sorte que sa présence dans le pain est plutôt nuisible, argument péremptoire à opposer à ceux qui soutiennent, avec la ligue anglaise, que le pain grossier est le meilleur.

LE PAIN.

Base de l'alimentation de l'homme civilisé, le pain remonte, plus ou moins imparfait, à la plus haute antiquité ; le principe de la panification n'a pas changé : c'est toujours la mise en fermentation de la farine hydratée, c'est-à-dire de la pâte, au moyen d'une levure ou ferment alcoolique, et la cuisson au four.

Le conseil de santé des armées a déterminé dans les termes suivants les qualités du pain : « Il faut qu'il soit bien levé, c'est-à-dire pourvu d'œils assez grands dans toutes ses parties ; qu'il exhale l'odeur agréable qui lui est spéciale, que la mie soit homogène, élastique et que les œils réapparaissent quand on l'a médiocrement pressée; enfin que la croûte soit dorée, sonore, partout attachée à la mie. Le pain est de mauvaise qualité, mal préparé ou mal cuit, quand il a une odeur fade ou de moisi, quand sa teinte est trop foncée ou inégale, quand il contient des grumeaux de farine (marrons), quand la mie se pelotonne en masses compactes ne revenant pas sur elles-mêmes après pression, ou est diffluente ou grasse; enfin quand la croûte est blanche, molle ou brûlée ou séparée en dessous de la mie. »

Le pain est nourrissant par le gluten qu'il renferme, et qui le rend léger, poreux, facile à digérer. Il serait, comme le lait, un aliment complet s'il contenait plus de matières grasses.

Les habitants de la campagne y suppléent instinctivement par l'addition de lard, de beurre, de fromage. D'après König, la composition du pain est la suivante :

Eau.	55.59 %
Matières azotées.	7.06
— grasses.	0,46
Sucre.	4.02
Amidon.	51.46
Cellulose	0.52
Cendres.	1.09

Le pain est meilleur rassis, c'est-à-dire reposé depuis 24 heures; trop frais ou trop dur, il est indigeste. C'est un des aliments qui séjournent le plus dans l'estomac; le gluten, seule partie digérée dans ce ventricule, n'est que difficilement dissocié, en raison de son élasticité : c'est pourquoi l'ingestion du pain chaud provoque l'indigestion. La croûte est plus nourrissante que la mie, mais oppose quelque résistance par sa cohésion. L'un et l'autre demandent une mastication complète. Les pains à mie abondante et molle sont donc à éviter : la digestion leur communique, en outre, des qualités acides; et ils renferment près de 80 % d'eau.

Les farines de seigle et d'orge, seules ou associées à celle de froment, donnent un pain gris à saveur aigrelette qui se conserve longtemps, mais ne contient que 3 à 4 % au lieu de 9,5 % de gluten; il est indigeste et peu nourrissant. Le pain bis, obtenu avec des farines moins blutées, doit son aspect à la présence d'un peu de son. L'opinion populaire le considère, à tort, comme plus nourrissant que le pain blanc, le pain de luxe ou de fleur de froment : c'est une erreur trop répandue. La farine la mieux blutée fournit également le pain le plus appétissant et le plus nutritif : le son est un corps étranger qui prend la place de la farine. Le pain bis a son utilité contre la constipation, peut-être contre la carie dentaire. Le pain de rebulet, plus engageant, rendrait les mêmes services. Le pain d'orge est très indigeste, grossier, difficile, à cuire, compact, peu nourrissant, utilisé seulement dans les régions pauvres. Le pain d'avoine est rare, la farine de cette céréale étant peu panifiable, et contient 3 % de gluten. Il est lourd, amer, foncé, sans valeur alimentaire. La farine d'avoine ne sert qu'aux mélanges et aux adultérations de celle du froment ; le maïs, le riz font des pains défectueux et ne sont jamais utilisés sous cette forme.

PAINS DE LUXE.

Les pains de luxe s'obtiennent avec la meilleure farine de froment : très réparateurs, ils contiennent beaucoup de gluten, mais moins de phosphates ; tels sont les pains de gruau. Les pains viennois obtenus par l'addition de 1/5 de lait à l'eau du pétrissage ; les pains de lait pétris avec du lait presque pur ; les croissants fabriqués en ajoutant un ou deux œufs par kilogramme de farine ; les pains à café, dont la pâte a été plus longtemps travaillée, contiennent plus de levure et offrent une mie spongieuse, légère. Tous plaisent aux yeux et au goût, sollicitent l'appétit, mais il n'en faut pas abuser. Nous parlerons ailleurs du pain de gluten réservé aux diabétiques.

ALTÉRATIONS.

La valeur du pain est subordonnée à la qualité de farine et aux soins apportés à la confection. La farine peut être mélangée de farines inférieures, de poudres inertes ou inoffensives, s'échauffer, se laisser envahir par les parasites animés ou végétaux. Le pain est facilement la proie des moisissures, quand il est soumis à la chaleur humide : le mauvais état de la farine et le mouillage favorisent cette altération.

Le pain qui ne doit pas contenir plus de 34 °/₀ d'eau, en renferme parfois jusqu'à 45 °/₀. On réussit à lui conserver cet excès par le surchauffage au four qui forme une croûte épaisse et dure, impropre à l'évaporation. On s'accorde à considérer comme mouillé un pain dont une tranche, abandonnée à elle-même pendant 8 jours, perd 1/4 de son poids. Ce produit, facile à reconnaître, est fade, désagréable au goût, indigeste, promptement envahi par les moisissures vertes, orangées et noires, ces deux dernières non sans danger.

PATES ALIMENTAIRES.

Les pâtes alimentaires ont une valeur nutritive élevée, mais une digestibilité faible. Le vermicelle et analogues, fait avec la farine de gruau ; la semoule, le tapioca, fécule extraite du manioc ; le sagou, fécule de palmier ; le macaroni, gluten presque pur, etc., servent à préparer des mets ou des potages appréciés, dont la digestion est assez longue, en raison de leur cohésion.

PATISSERIES.

Les pâtisseries sont en général mal acceptées par l'estomac. Un usage abusif de ces friandises entraîne la perte d'appétit, la dyspepsie.

L'usage modéré est sans inconvénient. Il est bon de manger les gâteaux au dessert, non entre les repas, sans besoin, comme la mode le conseille si malencontreusement. Toutes ces pâtes non fermentées, bourrées de crèmes ou de gelées, imbibées de graisse, de sucre et d'aromates, ont peu de valeur alimentaire et fatiguent, sans profit, l'estomac. Elles ne sont pas à l'abri des falsifications; et la plus regrettable d'entre les fraudes est la substitution au beurre ou à la graisse, de la vaseline dont l'usage est, du reste, interdit.

LES BISCUITS.

Seuls, parmi les pâtisseries, les biscuits ne méritent pas la même sévérité. Légers, poreux, agréables et non sans valeur, ils s'associent utilement aux vins généreux, bien préférables, pour cet usage, aux feuilletés, brioches, gaufres, pâtisseries très indigestes à la pâte d'amandes, nougat, etc. Ces préparations n'ont pas échappé non plus au génie des falsificateurs car l'analyse y a révélé jusqu'à 46 % de talc.

Nous ne nous occuperons guère du biscuit de mer, aliment très nourrissant sans doute, mais malheureusement aussi difficile à attaquer par les dents que par l'estomac. A l'ancien biscuit si dur, si incassable, si desséché, s'est substitué en partie, dans les approvisionnements de l'armée, le pain de conserve Périer beaucoup plus tendre, d'un goût très agréable, moins indigeste, et qui n'a que l'inconvénient d'être plus difficile à conserver et d'être facilement envahi par les larves.

LE MAÏS.

Le maïs, ou blé de Turquie, fournit une certaine quantité de matière grasse. On en utilise la farine, difficilement panifiable, dans l'est de la France, sous forme de bouillie au beurre, les *gaudes*, aliment encombrant et médiocre. La *polenta* des Italiens et des Espagnols est une bouillie de maïs et de chataignes, aliment peu réparateur des classes pauvres. Signalons en passant l'altération du grain par le verdet qui a été soupçonné d'être l'origine de la pellagre.

LE RIZ.

Le riz est le type des féculents : pauvre en gluten, en sels, il est sain, bien supporté, séjourne peu dans l'estomac. Associé à l'eau, au lait, au bouillon, aux œufs, il donne une foule de mets légers. Il a une valeur alimentaire faible, malgré une proportion élevée d'amidon. C'est pourquoi les peuples orientaux qui le consomment sont obligés d'en ingérer de grandes quantités et n'en demeurent pas moins mous, indolents et peu vigoureux.

LÉGUMES. — LÉGUMES HERBACÉS. LA LAITUE.

1° *Légumes herbacés.* La laitue remplissait, dans l'alimentation des anciens, un rôle que nous avons peine à comprendre aujourd'hui, malgré la légende de Domitien guéri de son hypochondrie par l'usage prolongé de cette salade. Il faut lui dénier toute valeur alimentaire, lui reconnaître des propriétés laxatives et sédatives constatées déjà par Galien. Toutes les variétés de laitue sont bonnes, cuites ou crues : l'une d'elles, la laitue vireuse, douée de propriétés plus énergiques, fournit le *lactucarium*.

LA CHICORÉE.

La chicorée est aussi une bonne salade, recherchée

pour la mollesse de son tissu et son amertume; elle est, comme la laitue, dépourvue de valeur alimentaire, mais légère, apéritive, un peu laxative et diurétique par l'azotate de potasse qu'elle contient. La racine de chicorée sauvage torréfiée est quelquefois mélangée au café, on ne sait pourquoi, car elle n'a aucune des propriétés de la plante de l'Yémen, et n'est que trop souvent falsifiée elle-même avec la racine de jusquiame par exemple : Clouet en cite des cas suivis d'empoisonnement. Cette variété, cultivée à l'abri de la lumière, est connue sous le nom de *barbe de capucin*. L'endive, la scarole, variétés de la chicorée des jardins, diffèrent peu de la chicorée sauvage, et fournissent aussi de bonnes salades.

LES ÉPINARDS, L'OSEILLE, ETC.

L'épinard donne des feuilles qui, cuites à l'eau et assaisonnées avec des corps gras, jouissent de propriétés laxatives réelles et conviennent aux bilieux et aux sédentaires. L'oseille a des propriétés analogues : les gastralgiques s'en abstiendront à cause de son acidité, les goutteux, en raison de l'acide oxalique qu'elle contient. Il en est de même, à un degré moindre, du pourpier, de la bette plus grossière. La betterave est froide à l'estomac, peu digestible malgré une assez grande proportion de sucre. La mâche contient un principe mucilagineux gras sans action spéciale. Le cardon est connu pour sa fadeur. Le céleri indigeste à l'état cru, est au contraire, quand il est cuit, agréable, stimulant, utile aux goutteux, et passe pour carminatif et aphrodisiaque.

L'ASPERGE.

L'asperge est un excellent aliment, assez nourrissant, agréable, léger. Les turions ou pointes en sont apéritives, diurétiques, exercent sur les mouvements du cœur une certaine sédation qui a fait surnommer l'asperge la *digitale alimentaire*. Seule, parmi les légumes herbacés, elle n'est pas laxative. Nous n'entendons parler que de l'asperge cultivée sur couches, la plante sauvage étant, au contraire, coriace et indigeste. On évitera l'asperge dans les maladies des reins et des organes génito-urinaires.

L'ARTICHAUT.

L'artichaut cru offre un réceptacle charnu comestible, coriace, résistant, que la cuisson rend tendre, savoureux, léger et nourrissant. Il contient un principe mucilagineux amer et des sels de tanin qui en font un aliment diurétique et astringent, utilisable contre la diarrhée.

PERSIL, CERFEUIL.

Le persil est plutôt un condiment stimulant, diurétique, fébrifuge et emménagogue. La faible quantité qu'on en consomme réduit à peu de chose ces propriétés. Le cerfeuil, lui aussi, est un assaisonnement recherché pour sa saveur musquée. Il entre, avec le persil et l'oseille, dans la confection du fameux bouillon d'herbes dont les vertus antiscorbutiques sont discutables.

LES CHOUX.

Le chou est assez nutritif, mais fort indigeste; ses diverses variétés diffèrent peu, à ces deux points de vue. Leven, lui a attribué, à tort, une action irritante de l'estomac dont il n'est pas coupable.

La choucroute, préparation de choux-cabus blancs fermentés dans la saumure et additionnés de baies de genièvre et de poivre, n'est pas un aliment léger.

Pourtant, prise en petite quantité, elle stimule utilement les estomacs paresseux, et les viandes qui l'accompagnent ordinairement en accroissent beaucoup la valeur.

LÉGUMES FARINEUX. — LES HARICOTS.

Les haricots sont justement estimés. Les haricots verts, enveloppés d'une gousse tendre, non fibreuse, ont les qualités des légumes herbacés, mais ont peu de valeur alimentaire à cause de leur richesse en eau. Les haricots frais ou secs sont substantiels, riches en amidon, en phosphates et en légumine ; on les digère facilement à l'état frais, et même à l'état sec s'ils sont bien cuits et bien mastiqués, de façon à briser la pellicule cellulo-fibreuse qui enferme la fécule. Sinon, le végétal traverse l'intestin sans profit et donne des flatulences. Débarrassés de leur enveloppe et réduits en purée, ils procurent un mets réparateur et relativement digestible ; malheureusement la privation de l'enveloppe entraîne la perte des sels de soufre, de phosphore, qu'elle contient, et d'un peu de légumine. La cuisson, pour être complète et ne pas précipiter cette substance azotée, aura lieu de préférence dans l'eau de source ou de pluie.

LES PETITS POIS.

Les petits pois sont d'autant plus délicats qu'ils sont plus fins. Peu nourrissants, mais faciles à digérer à cause de leur mince enveloppe et de leur mucilage sucré, ils gagnent à être mangés peu assaisonnés. Les sauces, le lard, les corps gras en diminuent la digestibilité.

LES POIS SECS.

Les pois secs sont lourds à cause de leur pellicule

épaisse, adhérente, réfractaire aux sucs digestifs : la cuisson doit en être précédée d'un assez long séjour dans l'eau froide. Décortiqués et passés au tamis, ils donnent une purée très comestible. Les pois chiches, durs et mal acceptés, sont peu recommandables malgré leur valeur nutritive.

LES LENTILLES.

Ce qui vient d'être dit s'applique aux fèves, riches en tanin et en phosphate de chaux, et aux lentilles. La petite lentille est réputée la meilleure : on en fait entrer la farine dans diverses préparations, telles que le Racahout des Arabes, la Revalescière, etc.... M. Dujardin-Beaumetz place la lentille au premier rang comme valeur nutritive : l'analyse y révèle 56 $^0/_0$ d'amidon, 25 $^0/_0$ de caséine végétale, des matières grasses, des phosphates, des chlorures, des sels de fer. Boussingault a trouvé de ce métal, 0,00830 sur 1000 parties, soit le double de ce qui existe dans la chair du bœuf. Les sels de fer et les chlorures sont contenus dans l'enveloppe et mal utilisés.

RACINES ET TUBERCULES. — NAVET.

Le navet renferme une petite proportion de sucre qui lui donne quelque pouvoir nutritif. Bien cuit, il est assez bien reçu ; il est rarement employé seul, mais plutôt sous forme de ragoûts, préparations peu recommandables.

RAVE.

La rave est plus sucrée encore ; ses vertus adoucissantes sont contestables ; elle passe pour un aliment léger, recommandé dans la goutte, à cause d'une faible proportion d'azotate de potasse. Le panais, sucré, un peu aromatique, nourrit peu.

RADIS.

Nous en dirons autant des salsifis, dont on utilise surtout la saveur. Le radis rose excite l'appétit par son goût piquant ; il faut le mâcher complètement. Le radis noir exagère les mêmes propriétés, mais exige une prudence plus grande, tant il est mal toléré.

CAROTTE.

La carotte se digère bien, lorsqu'elle est jeune et bien cuite, mal à l'état cru, à cause de sa texture fibreuse. Elle contient un principe mucilagineux, la pectine, du sucre, de l'amidon, des huiles essentielles et une matière colorante. Signalons sa vogue contre la jaunisse, les engorgements du foie, qui ne repose que sur sa coloration.

POMME DE TERRE.

La pomme de terre est un bon aliment, ordinairement bien digéré, lorsqu'il est pris avec mesure, mais peu réparateur. C'est bien à tort qu'on l'a appelée le pain du pauvre, car c'est du pain privé de son principe essentiel, le gluten ; elle est très inférieure à toutes les céréales. Importée d'Amérique en Europe par Drake en 1585, propagée par Parmentier vers la fin du xviiie siècle, l'usage s'en est généralisé assez vite. Les variétés en sont très nombreuses, plus ou moins nutritives, mais toutes bonnes : celles à enveloppe rouge ou jaune, les vitelotes, les patraques, les hollandes, etc., fournissent un aliment savoureux que la cuisine présente sous mille formes appétissantes qui en varient l'uniformité. L'erreur est de vouloir en faire la base de l'alimentation. Payen lui attribue comme composition :

Eau.   74
Fécule amylacée.   20
Subst. azotées.   2,5
Mat. grasses, huiles essentielles   0,11
Subst. sucrées et gommeuses.   1,09
Cellulose (épiderme et tissu).   1,04
Pectates, citrates, phosphates, silicates de) 1,26
  chaux, de magnésie, de potasse, soude . . (

Cette analyse montre l'infériorité de la pomme de terre, sept fois moins nourrissante que le pain, et contenant 3/4 d'eau. De tous les féculents, c'est elle qui contient le moins d'amidon; elle force à suppléer par la quantité à la pauvreté. D'après Gorup-Besanez, dans l'alimentation exclusive par la pomme de terre, on n'atteint la ration d'entretien qu'avec 10 kilogrammes de tubercules, dont le moindre inconvénient est la surcharge gastro-intestinale. Les couches du végétal sont d'autant moins nourrissantes qu'on approche davantage du centre : de là l'indication de n'enlever, à l'épluchage, que le moins possible de l'enveloppe; pour certaines espèces, la vitelotte de primeur, par exemple, on pourrait se contenter d'un brossage dans l'eau. Il faut toutefois savoir reconnaître la bonne qualité, car le principe toxique des mauvaises pommes de terre, la solanine, se trouve précisément sous la pellicule d'enveloppe des rejetons vendus comme produits nouveaux, s'en va à l'épluchage et n'est pas soluble dans l'eau, ce qui rend inoffensifs le bouillon et les sauces. Les pommes de terre s'altèrent facilement, verdissent à la lumière diffuse, et doivent se conserver à l'abri du froid, de la lumière, de l'humidité. La germination, si fréquente au commencement du printemps, leur donne un goût amer, nauséeux, et les appauvrit encore. L'usage des tubercules altérés n'est jamais sans danger. Sauf dans l'obésité peut-être, l'usage de la pomme de terre n'est jamais contre-indiqué; on peut la permettre aux bilieux, goutteux, et lui demander la prévention contre le scorbut.

La patate, le topinambour sont des succédanés aussi nutritifs, mais moins digestibles.

FRUITS.

Aliments à peu près insignifiants, désirables pour leur fraîcheur, leur parfum, leurs sucs abondants, ils étanchent la soif, facilitent la digestion, et régularisent les fonctions intestinales. Mûrs et pris avec mesure, ils n'ont que des avantages ; verts ils ont beaucoup d'inconvénients. On en doit toujours séparer ou laver l'épicarpe, surtout en temps d'épidémie.

FRUITS AQUEUX.

Les fruits aqueux renferment beaucoup d'eau, et une quantité variable de matière sucrée et aromatique. La plupart sont sans valeur alimentaire ; dans les uns le sucre, dans les autres les principes aromatiques et acides prédominent : tels sont le melon, la pastèque, la citrouille, la courge, qui sont froids, purgatifs et lourds. D'autres sont très sucrés : les poires, à chair délicate, méritant l'un des premiers rangs parmi les fruits, ordinairement mangées crues : les raisins, très hygiéniques, riches en sucre de raisin, en tartrates, en tanin, en albumine végétale, sels de soude et de potasse, de fer. L'action des raisins est différente suivant qu'on en rejette ou non la pellicule et les pépins ; dans l'ensemble, ils sont purgatifs et plus indigestes. Cette propriété est portée au plus haut point dans le raisin sec. Les dattes qui contiennent une gomme et un mucilage sont astringentes, mais lourdes ; les figues riches en mucilage et en sucre, sont nutritives ; les prunes que la cuisson, dans certaines conditions, transforme en pruneaux, sont, sous cette dernière forme, très usitées dans l'alimentation des malades.

FRUITS AQUEUX ACIDES.

Les fruits aqueux acides ont une saveur variable avec le degré de maturité, en raison de la présence des acides citrique, acétique, malique, isolés ou réunis. Ils rendent les urines alcalines, leur suc est stimulant de l'appétit. L'orange nourrit par son suc, rafraîchit par son acide ; le tamarin, l'ananas, la grenade participent de ces propriétés, et sont rarement consommés chez nous. La groseille est le type du fruit acidule, dans ses variétés rouge et blanche ; elle se prête à nombreuses combinaisons culinaires. Les groseilles à maquereau avec leur pellicule épaisse, sont à rejeter : la cerise est excellente, ordinairement inoffensive, sauf excès : la fraise est exquise, agréablement relevée de sucre, de vin, de vinaigre, moins heureusement de crème.

La framboise s'altère vite, moisit, et donne lieu à des indispositions. La pêche, l'un des meilleurs fruits, passe pour être indigeste et gagne à être additionnée de sucre, de vin ; l'abricot, agréable et sain, est plus difficile à supporter. Les pommes sont une ressource précieuse, mais exigent une maturité et une mastication complètes ; la mûre est astringente.

A ce groupe appartiennent encore la tomate, interdite aux urinaires en raison de sa richesse en acide oxalique ; l'aubergine fade et mangeable seulement à grand renfort de condiments, ce qui la rend peu pratique, malgré le cas qu'en font les estomacs méridionaux.

FRUITS HUILEUX.

Les fruits huileux, caractérisés par une assez forte proportion de principes gras, à arome variable, comprennent la noix, la noisette, les amandes, pistaches, olives. Ils sont généralement de digestion laborieuse. La noix sèche jouit surtout de ce fâcheux privilège, et l'artifice qui consiste à la plonger dans l'eau pour lui rendre une fraîcheur apparente, ne sert qu'à lui assurer plus promptement l'invasion des moisissures; ce n'est pas sans raison qu'on l'interdit. L'amande, comme la pistache, rancit facilement. On en use surtout en pâtisserie, ce qui ne l'empêche pas d'être indigeste : à ce défaut l'amande amère joint celui de sa teneur en acide cyanhydrique. L'olive, après macération dans l'eau salée qui la dépouille de son âcreté, n'est qu'un condiment.

FRUITS ASTRINGENTS.

Les fruits astringents doivent un goût acerbe à une forte proportion de tanin : il convient d'en attendre la maturité complète; il est même d'usage, pour quelques-uns, de la dépasser. Leur astringence leur confère une faible utilité thérapeutique. On fait rentrer dans cette classe les nèfles, les cornouilles, les coings utilisés seulement à l'état de confitures.

FRUITS FÉCULENTS.

Les fruits féculents comprennent le marron, la châtaigne dont la pulpe amylacée, utile, et constituant une ressource précieuse dans quelques pays très pauvres, contient un peu de gluten, de sucre et de sels minéraux ; le rima, fruit exotique de l'arbre à pain ; le gland, dont la farine torréfiée essayerait vainement de se substituer au café.

CHAMPIGNONS.

Le champignon serait un aliment d'une certaine valeur, s'il n'était aussi indigeste, et si sa qualité très variable n'inspirait en général autant d'incertitudes. Recherché pour sa saveur spéciale et son parfum délicat, il passe même pour nourrissant. De fait, en Russie, en Pologne, en Silésie, certaines parties de l'Italie, les champignons constituent une des principales ressources alimentaires des classes pauvres. Les analyses de Liebig, Slossberger et Döpping, etc., ont beaucoup contribué à établir, au point de vue nutritif, la réputation des champignons qu'on a qualifiés, avec beaucoup d'exagération, de *bifteck du pauvre*. Bertillon leur donne même, avec le nom de *viande végétale*, une place à part, intermédiaire entre le règne animal et le règne végétal, en raison des substances azotées, grasses, albuminoïdes, salines qu'ils contiennent et de la sapidité qu'ils doivent à des matières extractives.

Des recherches récentes ne permettent pas de conserver cette illusion. Les champignons renferment environ 95 % d'eau, 0.18 de graisse, 1.17 de sucre et mannite, 0.61 de sels, 1.59 de cellulose, 5.65 de matière azotées. Ces deux substances surtout en résument la valeur alimentaire réelle. La cellulose les rend indigestes et leur azote est peu assimilable. Nous avons vu déjà ce qu'il faut penser, en général, de l'utilisation de l'albumine non protéique; celle des champignons ne fait pas exception. En outre, les expériences de Saltet et Strohmer nous semblent concluantes à cet égard : près d'un tiers de la matière azotée appartient à des corps mal définis, impropres à la nutrition; un autre tiers, accompagné de débris de champignons respectés par les sucs digestifs, se retrouve intact dans les selles : leur valeur alimentaire reste donc au moins douteuse, tandis que leur indigestibilité, accrue encore par la cuisson, est universellement admise.

Le champignon comestible n'est donc, pour l'hygiéniste, qu'un condiment agréable, un assaisonnement délicat, dont il faut user avec ménagement.

Les espèces dangereuses existent d'ailleurs en grand nombre et causent très fréquemment de graves accidents. L'étendue du danger et l'inefficacité de l'intervention viennent généralement de ce que les symptômes n'apparaissent que tardivement de 5 à 15 heures après l'ingestion, alors que l'absorption des substances toxiques est déjà fort avancée. Le choix des espèces présente de grandes difficultés dans la pratique. En dehors des connaissances précises basées sur les caractères botaniques, il n'existe malheureusement *aucun moyen* de distinguer les champignons comestibles des vénéneux. Il faut rejeter notamment, comme dépourvue de toute valeur, l'épreuve de l'oignon ou de la pièce d'argent (qui passent pour être noircis au contact des espèces vénéneuses), les caractères tirés de la morsure des limaces, de la croissance à l'ombre ou au soleil, etc...; savoir que les espèces reconnues comestibles dans certaines régions peuvent, dans d'autres, croître à l'état vénéneux, et se souvenir que le champignon comestible est très altérable et peut, pour ce motif, causer aussi des accidents qu'on peut éviter en le consommant à un moment très rapproché de celui de la récolte.

Les moyens proposés pour neutraliser les effets du poison des champignons, *la muscarine*, méritent peu de créance. L'alcaloïde étant soluble dans l'eau bouillante, il est au moins prudent de soumettre à l'ébullition les espèces douteuses et de rejeter l'eau de cuisson. Le procédé de F. Girard, renouvelé de Pline, consiste à faire macérer les champignons coupés en petits morceaux, pendant 2 ou 5 heures, dans un litre d'eau additionnée de 5 cuillerées de vinaigre et de sel gris, puis à laver à grande eau, à diverses reprises. Il faut convenir que ce traitement, s'il n'écarte pas complètement les doutes du consommateur, enlève sûrement au champignon le parfum et la saveur qui le font rechercher.

Les champignons comestibles les plus recommandables sont : champignons de couche, morille, chanterelle, oronge vraie, mousseron, bolet comestible ou cèpe ordinaire; les espèces vénéneuses les plus communes sont : fausse oronge, bolet pernicieux, agaric meurtrier, amanite bulbeuse.

A Paris, une surveillance attentive des marchés éloigne de la vente toute espèce nuisible. Partout ailleurs le champignon de couche frais ou conservé méritera les préférences et la consommation en sera toujours sans danger.

LES TRUFFES.

Les truffes constituent, en réalité, un aliment ou plutôt un condiment d'exception, dont le prix élevé restreint singulièrement l'emploi. Recherchée pour sa saveur connue et un arome qu'exalte encore l'art culinaire, la truffe passe avec raison pour indigeste, malgré l'opinion contraire de Brillat-Savarin, qui l'a appelée le diamant de la cuisine. Nous n'hésitons pas à convenir qu'elle relève toujours très agréablement la sapidité des aliments auxquels elle est associée, et qu'on en a beaucoup exagéré les inconvénients chez les goutteux et les arthritiques.

Mais l'hygiéniste ne saurait malheureusement partager le lyrisme des gourmets. La truffe, par sa cohésion et sa proportion de cellulose (5 fois supérieure à celle du champignon) est une substance peu nourrissante dont l'indigestibilité dépasse de beaucoup la valeur alimentaire; nous en signalons les inconvénients sans en proscrire l'usage.

CHAPITRE V

Aliments gras et sucrés.

LES ALIMENTS GRAS.

Les aliments gras sont empruntés au règne animal (graisses), au règne végétal (huiles), au règne minéral (vaseline, pétroléine). Disons tout de suite que ces deux derniers corps ne sont pas alimentaires, qu'ils sont interdits dans la préparation de la pâtisserie, car, incapables de rancir, ils en masquent les altérations; on ne saurait, de plus, en affirmer l'innocuité.

Les graisses animales comestibles sont ordinairement contenues dans le tissu cellulaire sous-cutané, entre les fibres musculaires, accumulées dans certaines régions, ou font partie intégrante de quelques organes, comme le cerveau, le foie. Les graisses empruntées aux viscères ont des propriétés particulières utilisées en thérapeutique; type : l'huile de foie de morue. Les graisses extraites des tissus nerveux sont phosphorées.

Les corps gras végétaux sont contenus dans les semences, les racines, la pulpe des fruits de certaines plantes.

Tous les corps gras ont une composition voisine, différente suivant leur origine. Ils sont toujours formés d'acides stéarique, palmitique, margarique, oléique, unis à la glycérine, et plus ou moins fusibles, suivant l'élément qui prédomine. Les graisses animales sont solides à la température ordinaire et contiennent surtout de la stéarine et de la margarine; les graisses végétales sont le plus souvent liquides à la même température et contiennent de plus fortes proportions d'oléine.

Toutes les graisses subissent, en présence de l'air, une sorte de combustion qui développe des principes odorants, et cause la rancidité. Celle-ci se combat par l'échauffement en présence de 1 ou 2 millièmes d'éther nitrique ou l'ébullition en présence de l'eau. Toutes sont émulsionnées d'une façon persistante par les lessives alcalines et rendues ainsi très assimilables.

La graisse des espèces animales comestibles entre, intentionnellement ou non, dans l'alimentation; celle du bœuf, qui, dans l'état persillé, infiltre les éléments musculaires, fond à la cuisson, pénètre la viande, la rend plus tendre, plus savoureuse, et se retrouve dans la sauce : isolée, elle a peu d'emploi, non qu'elle manque de valeur ou offre un goût désagréable, mais parce qu'on n'y est pas habitué. La graisse de mouton, en dehors de celle qui accompagne les pièces de viande, est rejetée à cause de son goût de suint. La plus employée est celle du porc, sous forme de saindoux, de lard, etc. Le saindoux joue, dans la cuisine des classes pauvres, le rôle dévolu au beurre dans celle des gens aisés; les travailleurs lui demandent leur appoint de graisse, à moins qu'ils ne l'empruntent directement au lard, comme il est d'usage courant dans les campagnes. Il entrera désormais, sans doute, dans l'alimentation du soldat en campagne. Les oiseaux ne fournissent que la graisse d'oie, d'usage limité, mais qui possède un goût délicat et des qualités précieuses.

Nous avons assez parlé du beurre et de sa compagne trop habituelle, la margarine.

L'HUILE DE FOIE DE MORUE.

L'huile de foie de morue, produit pharmaceutique.

doit la plus grande part de ses propriétés à sa fonction
d'aliment gras très assimilable. Extraite à chaud du foie
de plusieurs variétés de poissons du genre *gadus*, elle
contient, en outre de ses éléments gras, plusieurs alcaloïdes étudiés par Gautier; les uns sont paralysants, convulsivants, produisent la dyspnée et la stupeur, à haute
dose (butylamine, amylamine, etc.); d'autres, la mor-
rhuine et l'acide morrhuique, sont de puissants stimulants des fonctions de nutrition et de désassimilation. Le
médicament agit par toutes ces substances, les phosphates, les lécithines, et l'acide phosphoglycérique, par
de faibles quantités de brome et d'iode. La dose à prescrire n'a d'autre limite que la tolérance individuelle, et
s'absorbe ordinairement à jeun, pure ou suspendue dans
une eau aromatique. Le goût en est d'autant plus développé qu'il s'agit d'un produit plus avancé de l'opération,
et en raison directe de l'intensité de la couleur. Il est
horrible dans les huiles brunes et justifie la répugnance
qu'elles inspirent : aussi préfère-t-on, à juste titre, les
huiles blondes, dont les effets ne sont pas inférieurs. Les
succédanés de l'huile de foie de morue, beurre, huile
d'olives, glycérine, ne peuvent la remplacer qu'incomplètement. Nous devons en rapprocher le foie gras, qui,
à des propriétés thérapeutiques analogues bien que plus
faibles, joint l'avantage de son agréable saveur. Malheureusement son prix le rend inabordable. Il n'est pas
indifférent de signaler ce fait, ne fût-ce que pour
l'opposer aux affirmations qui font du foie gras de l'oie
ou du canard, un organe cancéreux tout au plus digne
d'inspirer le dégoût.

LES GRAISSES VÉGÉTALES.

Les graisses végétales n'ont pas toutes, non plus que
les précédentes, des applications alimentaires. On ne consomme pas, isolés, le beurre de cacao, le beurre de mus-
cade, l'huile d'amandes, relégués dans les officines des

pharmaciens. On n'utilise que certaines huiles, et en première ligne, l'huile d'olives. Elle est plus riche en oléine que toutes celles qu'on tente de lui substituer, offre une densité de 0,916, se congèle à + 4° et commence à se prendre à + 10°. Si on l'agite vivement, il ne se forme pas à sa surface de bulles persistantes; la présence de quelques centièmes d'huile d'œillettes les fait apparaître; malheureusement cette réaction n'a pas de caractère général et ne s'applique qu'au cas dont il s'agit. L'acide azotique additionné de mercure métallique solidifie rapidement l'huile d'olives. Ces réactions servent à déceler les falsifications, mais il n'en existe pas de rigoureuses (Jeannel). Les sophistications communes consistent dans le mélange d'une des huiles suivantes : huile de sésame ou d'arachides, d'œillettes ou de colza bien épurée. Toutes ces huiles figurent dans le commerce, vendues sous leur véritable nom; certaines d'entre elles sont très acceptables et préférées du consommateur qui ne leur demande aucune saveur particulière; il en est ainsi de l'huile d'œillettes. L'huile de noix, que préfèrent les populations du centre, est siccative comme celle de lin, et déplaît aux palais non habitués. Les autres ne sont que d'un emploi tout à fait exceptionnel dans l'alimentation.

Nous réunissons, sous forme d'un petit tableau, les points de solidification et les densités des huiles comestibles : c'est une réaction constante qui permettra, si elle est modifiée sensiblement, de soupçonner ou d'affirmer la fraude :

	SOLIDIFICATION	DENSITÉ
Huile d'olives. . . .	+ 4°	0,916 à 0,918
— de sésame. . .	— 5°	0,721 à 0,925
— d'arachides . .	— 5°	0,915
— de faines. . .	— 17°	0,920 à 0,925
— de colza.. . .	— 6° — 8°	0,911 à 0,914

ALIMENTS SUCRÉS.

Les aliments sucrés ont de commun leur goût particulier; ils se rapprochent par leur composition chimique, qui représente de l'eau unie à du carbone, ce qui leur permet de se dédoubler facilement dans l'organisme en donnant H^2O et CO^2.

On emploie les sucres de canne ou de raisin (glucose) ou de lait. Le premier s'extrait de la canne à sucre et du jus de betteraves. Obtenu d'une première série de manipulations sous une forme granulée qu'on a vainement essayé d'acclimater, il est repris par le raffineur et livré au commerce sous forme de pains; il en est, évidemment, de qualités et surtout de densités et de blancheurs très différentes. Le sucre de canne diffère du glucose par son pouvoir de cristallisation et par son impuissance à réduire la liqueur de Fehling, et à subir directement la fermentation alcoolique. On le consomme sous sa forme naturelle, introduit à titre de condiment ou d'élément de conservation dans diverses préparations, ou ajouté à l'eau qui le dissout très facilement. Les sirops qui devraient être des solutions concentrées de sucre de canne, ne sont plus bien souvent que des sirops de glucose : le sucre de pomme, le caramel ne sont que des modifications du sucre de canne par la chaleur. « Le sucre, dit J. Arnould, est un hydrocarboné dont la valeur est la moitié de celle de la graisse; il ne compte guère cependant comme aliment, parce que, pris en excès, il provoque les aigreurs d'estomac et la diarrhée. Les bonbons et les gâteaux au sucre dont on a tort, rien qu'à cet égard, de bourrer les enfants, préparent la carie dentaire par les acides auxquels donne lieu ce sucre abondant. »

LE GLUCOSE.

Le glucose, ou sucre de raisin, existe sous des formes diverses (glucose, lévulose, sucre interverti), dans les fruits sucrés et acides. On peut l'obtenir artificiellement en faisant agir les acides minéraux et la diastase sur l'amidon, les acides forts sur la cellulose. Il existe presque à l'état de pureté dans le miel. Il est caractérisé par son dédoublement en alcool et acide carbonique, sous l'influence de la levure; par son action sur la lumière polarisée, dont il dévie le plan à droite, par son action sur les sels de cuivre qu'il réduit en présence des alcalis, réaction utilisée pour la recherche du sucre dans l'urine des diabétiques; le foie, les muscles, la lymphe en contiennent. L'action des acides minéraux sur le sucre de canne donne un mélange de glycose et de lévulose, qui est le sucre interverti. Le glucose est très soluble dans l'eau. On en prépare industriellement de grandes quantités, car il a malheureusement remplacé le sucre dans la plupart de ses applications. Il résulte de l'action de l'acide sulfurique sur l'amidon; comme on sature par la craie l'excès d'acide, il en résulte que le sirop de glucose retient toujours beaucoup de sulfate de chaux.

Le glucose à la diastase est bien préférable. C'est avec le glucose qu'on fabrique à présent les sirops de fruits, les confitures; heureux si ces aliments complètement travestis ne sont pas du sirop de glucose aromatisé aux diverses essences que nous devons aux progrès de la chimie. Le sirop de fécule n'est pas moins employé à la fabrication de la bière.

SUCRE DE LAIT.

Le sucre de lait existe dans le lait des mammifères, d'où on l'extrait au moyen des acides étendus. Il n'a guère d'application en hygiène alimentaire, mais il pourrait remplacer le sucre ordinaire dans la confection des breuvages lactés destinés aux jeunes enfants. G. Sée, Richet et Moutard-Martin en ont étudié les propriétés diurétiques.

SACCHARINE.

A tous les sucres on a tenté de substituer la saccharine, produit chimique compliqué, fabriqué en grand en Allemagne, qui forme des combinaisons alcalines très solubles dans l'eau. La saccharine, qui ne réduit pas la liqueur cupro-potassique, a un goût sucré très intense sensible encore dans une solution à 1/70000ᵉ ; elle sucre 280 fois plus que le sucre de canne, laisse une sensation sucrée plus persistante, mais moins agréable et suivie de quelque sécheresse. On l'emploie pour sucrer les liqueurs et 10 grammes équivalent à 5 kilos de sucre ; on en additionne le sirop de glucose pour lui donner un pouvoir sucrant plus intense, et comme le prix du kilogramme n'est que de 154 francs, on conçoit qu'il y ait là une perte pour le Trésor. On s'en sert encore, en Allemagne, pour sucrer les sirops, pour relever le goût de la bière et la conserver. Ce n'est pas un aliment, car la saccharine passe dans l'urine sans subir de modification ; il y a donc aussi préjudice pour le consommateur ; d'ailleurs il n'est pas prouvé qu'elle soit inoffensive : peu importe que la nocuité soit une conséquence de l'impureté du produit. Son action antifermentescible trouble la digestion, et l'élimination par les reins malades n'est pas sans danger. La recherche de la saccharine est relativement facile.

DE QUELQUES PRÉPARATIONS PORTATIVES A L'ESSAI DANS L'ARMÉE.

Comme annexe à la question des aliments, nous devons ajouter ici quelques considérations sur certaines préparations réunies d'avance, dans le but de pourvoir à l'alimentation des troupes en campagne, et de permettre de vastes approvisionnements. La préparation de ces aliments doit être rapide ; ils doivent tenir sous un faible volume et réunir dans un même tout les féculents, la graisse et la viande, de façon à constituer un aliment complet

Bien des essais ont été tentés dans cet ordre d'idées ; nous ne ferons que signaler la farine de viande de Hassall, composée de viande desséchée, pulvérisée et additionnée de 8 pour 100 de fécule d'arrow-root, 2,5 de sucre, 3 de sels, etc. (Parkes affirme qu'on ne peut en prolonger l'usage) ; le biscuit au sang de Röhrig, le biscuit viande de Thiel, de Gail Borden, etc. (J. Arnould). La seule préparation de ce genre qui ait fait ses preuves est le saucisson aux pois utilisé, avec grand avantage, pendant la campagne de 1870, par l'armée allemande. Ce saucisson « est fait de farine de pois, de viande et de graisse de porc cuites, additionnées de sel. Parkes y a trouvé, pour 100 parties, 16.2 d'eau, 7,19 de sels, 12.297 d'albuminates, 53.65 de graisse, 50.665 d'hydrocarbonés », le tout enveloppé dans un papier imperméable, et capable de donner en cinq minutes une soupe chaude et réconfortante. Ce n'est, bien entendu, qu'un aliment de nécessité. Bien que d'accord sur sa valeur, on a vainement essayé de le reproduire jusqu'ici, en France, et les essais avec les potages Tacot ou Guibourget ne sont pas encourageants, sans doute à cause de la qualité douteuse des produits ; nous pourrions ajouter aussi à cause de la résistance systématique de nos soldats à tout ce qui n'est pas la soupe nationale. L'usine créée à Billancourt fait actuellement des recherches dont les résultats ne sauraient manquer d'être plus heureux.

Un industriel de Rouen a confectionné un biscuit contenant viande, légumes et farines de légumes, qui a été expérimenté comme nourriture unique sur des prisonniers de bonne volonté, par le docteur Merry-Delalost ; sans entrer dans les détails d'une préparation très complexe, nous croyons intéressant d'exposer les résultats obtenus par l'auteur :

De trois à quatre biscuits de 250 grammes chacun représentent la ration alimentaire, déterminée d'après les fixations de Voit. On a administré, au début, trois biscuits et demi en soupe, et à l'état naturel, par portions. La soupe était variée chaque jour au point de vue des condiments; on y ajoutait un peu de beurre ou de graisse. L'expérience dura du 14 au 20 septembre; on ne releva qu'un cas de diarrhée, non attribuable au biscuit, aucun dérangement de la santé, aucune diminution des forces; le poids des sujets s'accrut souvent, diminua rarement et dans des proportions insignifiantes : la moyenne de l'augmentation fut de 1 kilogr. 366, et fut de beaucoup dépassée chez les prisonniers qui reçurent un excès de biscuit. La ration d'un jour serait, d'après l'expérience, de 600 à 650 grammes.

Ces expériences ne manquent pas d'intérêt et démontrent qu'on peut, au besoin, et sans dommage, se suffire avec un aliment portatif de préparation expéditive. Nous pouvons ajouter qu'ayant eu l'occasion de goûter le biscuit dont il est question, nous l'avons trouvé d'un goût agréable; nous n'en avons fait personnellement aucun essai.

CHAPITRE VI

Des boissons.

Les boissons ont pour but d'étancher la soif et de restituer à l'économie la quantité d'eau perdue par l'évaporation et les sécrétions, de servir de véhicule à des aliments solubles ou suspendus et d'en faciliter la diffusion et l'absorption. De toutes, il n'en est qu'une qui existe à l'état naturel dont on ne puisse se priver, dont on puisse se suffire, c'est l'*eau*. C'est ce qui nous engage à commencer par elle l'étude des boissons.

On a diversement interprété l'influence de l'eau sur la nutrition : aidant à la dénutrition, elle augmente, pour quelques-uns, l'urée excrétée; selon Debove et Flamant, qui ont entrepris, à ce sujet, des expériences précises, l'eau ne fait ni engraisser ni maigrir, et n'a pas d'influence sur la quantité d'urée excrétée.

Quoi qu'il en soit, l'eau représente, en poids, les $4/5^e$ du corps. Elle entre, pour la majeure partie, dans la composition du plasma, nécessaire à tous les échanges nutritifs; elle est éliminée sans cesse par le poumon, la peau, les glandes, et doit être restituée dans les mêmes proportions (2500 à 5000 grammes par jour). De cette quantité nous empruntons la plus faible partie aux aliments solides, le reste aux boissons et surtout à l'eau.

L'eau est donc un aliment, puisqu'elle répare une perte importante, si on prend l'aliment dans son sens le plus large. Elle séjourne peu dans l'estomac, se laisse absorber sur toute la longueur du tube digestif, ne s'accumule pas dans le sang et s'élimine promptement par les reins.

On lui accorde aujourd'hui, en outre de son rôle physiologique, une influence pathogénique de premier ordre, grâce à son pouvoir de conserver pendant un temps variable et de disséminer quelques microbes spécifiques. Ce point de vue entre pour une part de plus en plus large dans les préoccupations de l'hygiène; et l'analyse chimique, naguère souveraine, a cédé le pas à l'analyse biologique. Un excès ou un défaut de matières minérales n'est pas bien grave; des matières organiques abondantes sont déjà moins inoffensives, car l'organisme s'accommode mal de la putridité interne. Des micro-organismes indifférents, si leur nombre s'élève, sont un indice certain d'impureté et s'il s'y joint des microbes pathogènes, le danger est au maximum. « Une eau peut être considérée comme bonne et potable quand elle est fraîche, limpide, sans odeur; quand sa saveur est faible, qu'elle n'est surtout ni désagréable, ni fade, ni salée, ni douceâtre; quand elle ne contient pas de matières étrangères; quand elle renferme suffisamment d'air en dissolution; quand elle dissout le savon, sans former de grumeaux, et qu'elle cuit bien les légumes[1]. »

L'eau fraîche marque de 8 à 15 degrés. Les sources sont ordinairement fraîches, les eaux de montagne froides, celles des fleuves, rivières, lacs, plutôt tièdes, ce qui leur fait perdre un élément de conservation et de digestibilité. À l'action des eaux trop froides succèdent parfois des accidents aigus, et à la longue, l'atonie gastrique.

La limpidité, bien qu'importante, ne renseigne pas sur la teneur en germes : vues sous une certaine épaisseur, les eaux sont bleues ou vertes; les premières doivent être

1. Annuaire des eaux de France.

préférées pour l'alimentation, les secondes réservées aux usages industriels (Girardin).

Toute odeur trahit des décompositions; on l'apprécie mieux en élevant un peu la température de l'eau.

Un palais exercé sait trouver à l'eau de bonne qualité une saveur spéciale qui le flatte. Un goût fade, amer, salé, douceâtre, putride, révèle un excès de chaux, de magnésie, de chlorure de sodium, de sulfate de chaux, de matières organiques. Une saveur inaccoutumée peut naître d'une souillure accidentelle (urine, matières fécales).

Les gaz dissous viennent de l'air ou du sol; ce sont les mêmes que ceux de l'atmosphère, dans des proportions différentes, chacun se dissolvant avec son coefficient propre. Sur les 20 à 50 centimètres cubes de gaz que contient un litre d'eau, on trouve CO_2 pour moitié, et pour le reste O et Az dans les proportions d'un tiers du premier pour deux tiers du second. L'aération est en raison inverse de la souillure organique : O surtout diminue dans ce cas.

L'eau dure cuit mal les légumes; elle forme, avec le savon, des grumeaux insolubles.

La teneur en principes fixes varie entre 0.10 à 0,50 au litre, dont la moitié pour $CaO.CO_2$. Au-dessus de 0,50, les eaux sont indigestes, dures ou crues, et incrustent les conduites. On a diversement apprécié l'utilité de cette minéralisation. Il est possible qu'elle joue quelque rôle, par son défaut, dans les cas assez rares de déficit calcaire.

La flore et la faune de l'eau renseignent assez bien sur sa valeur alimentaire. Il est de notion vulgaire que le cresson, les algues vertes, les poissons, les lymnées se plaisent dans les eaux pures; que les roseaux, joncs, nénuphars, les planorbes, se contentent d'une eau médiocre et que les plus mauvaises se prêtent à la vie des conferves, des algues blanches, des diatomées, des infusoires, etc.

L'eau de boisson est empruntée aux collections visibles,

à la nappe souterraine, aux précipitations atmosphériques.

EAU DE BOISSON EMPRUNTÉE AUX COLLECTIONS VISIBLES. EAU DE MER.

L'eau de mer est mise en usage, après distillation, à bord des navires; peu aérée et pauvre en sels, on la corrige par le battage et l'addition d'une trace de NaCl.

EAU DES FLEUVES.

L'eau des fleuves et des rivières est pure à la source; mais les cours d'eau se chargent, chemin faisant, ·de minéraux et de matières organiques détachés de leurs rives et des souillures que leur infligent les agglomérations humaines groupées sur leurs bords. La pollution se traduit par une diminution énorme du chiffre de l'oxygène, tandis qu'apparaissent l'acide sulfhydrique, l'ammoniaque, les hydrocarbures, l'urée, les phosphates, les germes indifférents ou virulents. Plus loin, le cours d'eau reprend, lentement, sa composition primitive. Au moment de la fonte des neiges, il charrie plus de matières suspendues et moins de matières dissoutes. Sauf des conditions exceptionnelles de protection, l'eau des fleuves et des rivières ne doit plus entrer dans l'alimentation.

On peut en dire autant, *a fortiori*, de celle des canaux, qui participe, avec exagération, aux mêmes causes de souillure; de celle des fossés, drains, ruisseaux, qu'on peut considérer comme le plus sûr véhicule des embryons et des œufs d'helminthes.

LACS.

Les lacs peuvent, dans certaines conditions, donner d'excellentes eaux potables: le lac de Genève en est un exemple. Ils se purifient spontanément par le repos et ne manquent ni d'aération ni de minéralisation, comme on serait tenté de le croire. Il faut cependant écarter l'eau des lacs de plaines qui tournent le plus souvent au marais.

MARAIS.

L'eau qu'on emprunte à ces collections marécageuses est malsaine, et il est fâcheux qu'on y recoure encore dans quelques pays. En hiver, elle n'a d'autre inconvénient que sa saveur fade ; en été, d'innombrables végétaux et infusoires y périssent et joignent leurs éléments de putridité à la pollution inévitable qui résulte du voisinage des groupes humains.

NAPPE SOUTERRAINE. — SOURCES.

L'eau des sources est, à vrai dire, la seule potable. Presque exemptes de germes à l'émergence, elles demeurent très pures si elles sont convenablement captées et canalisées. Provenant des terrains primitifs, elles seront peu aérées, pauvres en résidu, siliceuses ; émergeant des terrains secondaires et tertiaires, elles seront plus recommandables encore, parfois trop minéralisées si elles ont rencontré des gisements de gypse, de sel gemme ou des couches épaisses d'humus.

PUITS ARTÉSIENS.

L'eau des puits artésiens a une origine très analogue et une minéralisation quelquefois semblable. Mais plus souvent elle se rapproche, par sa température et ses sels, des eaux thermales, et c'est toujours une boisson médiocre avec une qualité de premier ordre, l'absence de germes, car ceux-ci cessent de se rencontrer à une profondeur qui dépasse 6 mètres.

PUITS ORDINAIRES.

Les puits ordinaires, sauf des conditions d'installation exceptionnelles dans la pratique, donnent peu de sécurité ; la nappe qui les alimente, trop rapprochée du sol en bien des points, n'est pas à l'abri de l'infiltration par des fissures, dont le danger est d'autant plus redoutable **que** les puits sont ordinairement voisins des habitations, des fosses d'aisances et des puisards d'absorption. Pour mettre un puits maçonné dans les meilleures conditions, il faut le tenir éloigné, l'amener jusqu'au niveau le plus bas de la nappe souterraine, tasser de l'argile entre la maçonnerie et le sol, éviter les fissures de la cage, ce qui est presque impossible ; exhausser le point du sol où s'ouvre son orifice, en élever la margelle et la rendre imperméable ; la couvrir, et puiser l'eau avec une pompe en ménageant une prise d'air garantie par une toile métallique.

PUITS TUBÉS.

Il en est tout autrement des puits instantanés, des puits tubés ou en télescope, des puits tubulaires métalliques à double paroi avec coulage intermédiaire de ciment. Ces appareils donnent toute sécurité contre les contaminations de surface, en s'adressant, par exemple, à la seconde nappe, par un mécanisme facile à saisir.

PRÉCIPITATIONS ATMOSPHÉRIQUES. — CITERNES.

Dans les pays où les précipitations atmosphériques sont rares autant que l'eau de boisson, la pluie est amenée dans des citernes. L'eau de pluie contient, surtout dans ses premières portions, des poussières et des traces d'azotates et de carbonate d'ammoniaque ; elle est prédisposée à la putréfaction, et sa souillure s'accroît des poussières recueillies sur les toits qui peuvent être l'habitat des pigeons, et recéler le germe de la diphtérie aviaire, si celle-ci est identique à la nôtre. De fait, les citernes mal comprises ne renferment que de l'eau croupie. Dans des conditions meilleures, l'eau finit par se clarifier et devenir potable. Pour obtenir ce résultat, il faut laisser se perdre les premières portions d'eau, construire des réservoirs bien étanches, obscurs et couverts, munis de filtres et de pompes d'épuisement dont le tuyau d'amorçage s'arrête à quelque distance du fond.

EAUX NUISIBLES.

Elles peuvent devenir telles par suite de contaminations toxiques par des sels métalliques; les sels de fer toutefois sont inoffensifs et entraînent même, en se déposant, la majeure partie des matières organiques et des germes. Les sels de cuivre ne se rencontrent qu'exceptionnellement et à des doses qui écartent tout danger. Les composés arsenicaux ont été rencontrés au voisinage des usines, et ont causé de graves accidents. Les sels de plomb exercent une influence pernicieuse sur la santé et causent des troubles dont l'origine reste souvent méconnue : les peintures au minium, même au minium de fer, l'usage des conduites en plomb, de réservoirs de même métal, sont les sources ordinaires de l'altération qu'il est facile d'éviter. On tend aujourd'hui à substituer, dans l'aménagement des pompes ou des conduites de distribution, les tuyaux d'étain ou de plomb doublé d'étain à ceux de plomb. Les sels de zinc sont susceptibles de se dissoudre dans des conditions déterminées; on fera bien de ne pas se servir des réservoirs de ce métal.

PARASITES DE L'EAU DE BOISSON.

C'est par l'intermédiaire des eaux de boisson que pénètrent en nous la plupart des protozoaires, helminthes ou animaux plus parfaits qui vivent en parasites dans l'intestin.

PARASITISME GROSSIER.

Les protozoaires ne sont pas détruits dans l'estomac, se multiplient dans l'intestin, et s'y adaptent de telle sorte qu'il devient leur milieu de prédilection. Telle est l'*amœba coli* dont Kartulis a fait, à tort, l'organisme de la dysenterie et de l'abcès du foie; divers *circomonas, trichomonas*, etc..., qui paraissent être sans influence nocive et ne méritent pas de retenir l'attention. On a pu rencontrer exceptionnellement dans le foie de l'homme la coccidie du foie du lapin expulsée avec les fèces de ce rongeur et répandue dans les eaux; la *Lamblia intestinalis*, petit infusoire qui vit dans l'intestin grêle de quelques mammifères, rats, souris, a été retrouvée, très rarement, dans l'intestin des enfants et leur a causé la diarrhée. Parmi les arthropodes, citons, comme très intéressante, la *Linguatule Rhinaire* dont les œufs déposés dans les fosses nasales des animaux, plus rarement de l'homme, sont expulsés avec le mucus, rejetés dans les flaques d'eau, se retrouvent dans l'herbe et les aliments, et pénètrent par leur intermédiaire dans l'estomac, le foie, etc....

La question des helminthes est plus intéressante; on peut, avec R. Blanchard, la résumer de la façon suivante :

Beaucoup de parasites sont avalés sous forme d'œufs embryonnés, mis en liberté par les sucs digestifs, et gagnent les organes qui leur conviennent : intestin (ascaride, oxyure, tricocéphale); intimité des tissus, à l'état larvaire, exigeant une deuxième phase (tænia, linguatule). D'autres accomplissent une partie de leurs transformations dans l'eau, y passent de l'état embryonnaire à l'état larvaire, et ne deviennent adultes que dans le tube digestif (uncinaria); ou même, après avoir accompli leur existence entière, être devenus adultes, avoir pondu, donnent de nouveaux embryons et de nouvelles larves qui ne peuvent devenir adultes que dans l'intestin (anguillule stercorale). Ailleurs l'embryon cilié nage, se laisse avaler et pénètre dans les organes (bothriocéphale) ; ou n'y produit que la forme larvaire qui le quitte, nage et se laisse avaler (douve).

Ailleurs enfin, le ver adulte est vivipare ; ses embryons, amenés par hasard dans l'eau, pénètrent de vive force dans les organes d'un animal aquatique, y passent à l'état larvaire, et l'hôte intermédiaire étant dégluti, poursuivent leur évolution (filaire de Médine) ; ou, pour passer dans l'eau, l'embryon est puisé dans le sang par un insecte chez lequel il prend la forme larvaire ; l'insecte vient périr à la surface de l'eau, s'y décompose ; les larves sont mises en liberté et avalées (filaire du sang humain).

Des animaux adultes plus élevés en organisation, comme la sangsue, peuvent pénétrer accidentellement à l'état filiforme dans les premières voies, avec l'eau, et donner lieu, suivant leur point d'implantation, à des hémoptysies, des épistaxis, des hématémèses, dont le diagnostic est malaisé si on ne songe pas à la cause.

Parmi ces parasites, il en est de plus ou moins intéressants : les uns sont cosmopolites et très répandus (tænia, lombric, ascaride), d'autres localisés en quelques régions (uncinaria, bothriocéphale, filaire de Médine, bilharzie, filaire du sang). Quelques-uns ont eu, en pathologie, une heure de célébrité, comme l'anguillule stercorale accusée, bien à tort, d'entretenir la diarrhée de Cochinchine ; la bilharzie dont les œufs à éperon rigide s'arrêtent dans les capillaires, dilacèrent les tissus et donnent lieu, entre autres symptômes, à l'hématurie d'Égypte ; la filaire du sang dont les embryons, accumulés dans le réseau lymphatique, déterminent l'hématochylurie, l'éléphantiasis ; l'ankylostome duédonal qui, fixé en nombre incalculable dans l'intestin, offre l'aspect d'une mousse touffue et produit, à la longue, l'anémie spéciale des mineurs du Saint-Gothard, etc....

PARASITISME MICROSCOPIQUE.

A côté des parasites grossiers, il faut signaler les microbes et les infusoires que Gautier divise en utiles, indifférents et dangereux. Les premiers, en contribuant à l'oxydation, s'opposent au développement des germes infectieux (algues vertes, diatomées), les seconds (ferments, levures, schyzophytes), se rencontrent plus ou moins dans toutes les eaux; les derniers (micrococques, spirilles, bactéries, etc...), sont parfois indifférents, parfois pathogènes.

INFUSOIRES ; FERMENTS ; BACTÉRIES.

Toutes les eaux contiennent des bactéries banales, mais leur proportion donne une idée de la valeur de ces eaux. Miquel a établi la graduation suivante :

```
Eau excessivement pure.        0 à        10 germes par cent. c
  — très pure.. . . . .       10 à       100     —      —
  — pure.. . . . . . . .     100 à      1000     —      —
  — médiocre . . . . .      2000 à     10000     —      —
  — impure . . . . . .     10000 à    100000     —      —
  — très impure . . . .   100000 et au delà     —      —
```

Le même auteur a fait connaître la très rapide multiplication des germes dans les échantillons prélevés pour l'analyse, et conseillé de les conserver dans la glace.

BACTÉRIES.

Les bactéries sont empruntées à l'air, aux déchets industriels, aux puisards creusés sur le trajet des aqueducs, à la pollution des eaux des puits par les écoulements de surface, aux souillures de la nappe souterraine par les immondices enfouis, à celles des cours d'eau traversant les grandes villes qui pratiquent le tout à la rivière, etc.... Dans ce dernier cas, le degré de pollution dépasse toute supposition. La Seine, qui n'est pas la plus mal partagée, reçoit par jour 525 000 mètres cubes d'eaux impures capables de déposer 500 mètres cubes. Les bactéries se chiffrent par 4800 au centimètre cube, en aval de l'égout à Saint-Denis, 244 000 en aval du grand collecteur. A Mantes, le fleuve contient encore 3 grammes d'urée au mètre cube. En aval du grand collecteur, on trouve plus de 20 milligrammes de matière organique fixe pour 1 litre. Un individu absorbant, par jour, 2 litres de cette eau prendrait un demi-centimètre cube de matière fécale (Daremberg).

Dans les puits, on compte d'autant plus de germes qu'on se rapproche davantage du fond, parce que sous l'influence du repos, ces organismes se multiplient; ils semblent provenir des parois plutôt que de la nappe souterraine.

Les variétés d'espèces banales décrites jusqu'ici dépassent plusieurs centaines. A côté de beaucoup d'insignifiantes, il en est qui, sans être spécifiques, révèlent une souillure particulière, très préjudiciable (*Bac. Ureae*: *Colibacille*). Il en est aussi de pathogènes.

En résumé, on peut dire que les éléments les plus importants à rechercher dans l'eau sont les bactéries, et les matières organiques qui les nourrissent. L'analyse bactériologique, qui les révèle, se propose un double but : recherche des nombres, caractérisation des espèces.

Il serait d'ailleurs excessif de qualifier d'indifférentes les bactéries qui n'ont pas d'action pathogénique directe. Outre que le polymorphisme microbien nous expose à d'innombrables surprises, et que nous ne connaissons, en somme, que peu d'espèces spécifiques, l'abondance des bactéries banales prépare le terrain aux maladies infectieuses, et la théorie du microbisme latent a su tirer un parti avantageux du rôle de la putridité interne. Personne ne songe plus à nier l'action dépressive des ptomaïnes putréfactives.

La glace, quelle que soit son apparente limpidité, n'est pas exempte de germes.

Les microbes pathogènes peuvent-ils séjourner dans l'eau et s'y multiplier ? Telle est la question qu'il faut se poser tout d'abord. Or, tous les expérimentateurs s'accordent à reconnaître que s'ils peuvent s'y multiplier, c'est pendant un temps très court. Il faudrait en effet, pour favoriser cette multiplication, la réunion de deux conditions irréalisables en pratique : richesse en matière nutritive que n'atteignent pas, ordinairement, même les eaux les plus souillées ; et défaut de bactéries banales, dont la prolifération étouffe les microbes pathogènes moins résistants. Voilà pour la multiplication. Quant au séjour plus ou moins long des microbes dans l'eau, il n'est pas douteux, mais probablement assez court, dans les conditions ordinaires.

BACILLE TYPHIQUE.

Les formes adultes du bacille typhique, dont les spores sont encore inconnues, disparaissent dans l'eau non stérilisée vers le 7ᵉ ou 8ᵉ jour, même quand cette eau ne contenait, au début, que peu de bactéries aquatiques (Karlinski). La disparition est plus prompte encore dans une eau de citerne souillée, dans de l'eau de rivière ou de puits et surtout dans l'eau d'égout, où le bacille ne survit pas au delà d'un jour. Peu nous importe qu'il vive 3 mois dans l'eau stérilisée. Il est plus intéressant de savoir que la vase le conserve 30 jours, que la glace peut rester dangereuse 192 jours et que le sol peut le recéler 3 mois, pendant lesquels l'eau d'infiltration est capable de l'entraîner.

Signalons seulement, sans prendre parti dans le débat, la théorie de Rodet et Roux sur la nature du coli-bacille et ses rapports avec le microbe d'Eberth.

BACILLE CHOLÉRIQUE.

Le rôle du bacille cholérique a été fort contesté ; on ne l'a pas découvert dans tous les intestins malades, ce qui peut s'expliquer par sa disparition rapide. D'autres formes voisines de la virgule de Koch ont été rencontrées dans nombre de maladies sans parenté avec le choléra. Emmerich décrit un autre micro-organisme spécifique de la même infection, et les bacilles courbes des eaux sont d'observation commune. Toutefois, à cause de sa vraisemblance et de la facilité avec laquelle elle permet d'expliquer les épidémies, la théorie de l'auteur allemand compte beaucoup de partisans. Le bacille-virgule est, d'une façon générale, doué de la plus grande susceptibilité ; il résiste moins encore que le bacille d'Eberth à la concurrence vitale ; les selles cholériques, à moins d'être absorbées par le sol, le laissent périr en 48 heures, sous la forme adulte tout au moins (les spores n'ont été qu'entrevues). Les longues survies observées par Rietsch et Nicati, Koch ; la multiplication affirmée par Van Ermenghém nous laissent incrédules, et nous accueillons plus volontiers les résultats des expériences de Karlinski et de Kraus, qui, dans une eau ordinaire, n'ont jamais observé la persistance du bacille au delà de 8 jours.

BACILLE TUBERCULEUX. — BACT. CHARBONNEUSE.

Le bacille tuberculeux paraît susceptible d'une assez longue conservation dans l'eau *stérilisée* (115 jours) ; mais ce séjour en atténue la virulence. A vrai dire, cela importe peu à l'hygiène alimentaire, le bacille ne nous pénétrant pas d'ordinaire de cette façon. Nous en dirons autant du bacille charbonneux qui, dans l'eau stérilisée, se conserve 131 jours, mais disparaît en 4 jours dans l'eau ordinaire.

Depuis la découverte de Laveran, on ne peut plus affirmer l'innocuité de l'eau de marais en matière de paludisme ; la dysenterie, les maladies endémiques véritables, clous de Biskra, etc., le goître, ne sont peut-être que des maladies microbiennes transmises par l'eau.

LA FIÈVRE TYPHOIDE.

On sait que Brouardel attribue à l'étiologie hydrique la responsabilité de 95 % des épidémies typhoïdes, et que la même opinion est soutenue, en Allemagne, par Koch et ses élèves, dont la *Trinckwasser théorie* s'est élevée en face de la *Grundwasser théorie*, théorie de la nappe souterraine depuis longtemps défendue par Pettenkofer et son école ; l'une et l'autre sont trop exclusives.

La dissémination du bacille d'Eberth par l'eau potable est incontestable et démontrée. Mais, parmi les observations chaque jour rapportées, on trouve les faits probants en minorité et les hypothèses en grand nombre ; parfois même on découvre le microbe après coup, ce qui risque d'enlever à ces résultats une partie de leur valeur absolue. Vouloir expliquer les recherches négatives par l'incompétence des observateurs, c'est oublier qu'elles ont été faites par Gaffky, Kramer, Rietsch, J. Arnould, etc.... Tout en accordant une part très sérieuse dans l'étiologie du typhus abdominal, à l'origine hydrique, il faut reconnaître qu'à côté d'elle, l'infection du sol, les poussières virulentes, le surmenage, jouent un rôle important, et il faut restituer à l'infection par la voie pulmonaire la part qui lui est due.

Attribuer une influence exclusive à l'eau de boisson serait, nous semble-t-il, s'exposer à négliger les mesures générales d'assainissement dont l'épuration de l'eau n'est qu'un des facteurs, et refuser aux progrès de l'hygiène la part qui leur revient dans les résultats déjà obtenus. Si la dothiénentérie a diminué de fréquence et de gravité dans l'armée, son milieu de prédilection, il faut en attribuer le mérite au commandement et aux médecins militaires qui ont obtenu pour les troupes de l'eau irréprochable et qui soumettent l'hygiène des casernements à une constante surveillance. Il est essentiel de distribuer de l'eau pure ; mais il faut aussi assainir le sol, les habitations, introduire partout l'air et la lumière, ennemis des décompositions putrides, et accroître de toutes les manières la résistance vitale : il en est ainsi dans l'armée.

LE CHOLÉRA.

On pourrait répéter, à propos du choléra, tout ce que nous venons de dire de la fièvre typhoïde. La description des causes effroyables d'insalubrité qui entourent les foyers d'endémie n'est pas de nature à convaincre que l'eau soit le seul facteur à incriminer. Depuis la découverte de Koch en 1885, la constatation du bacille dans l'eau potable ne s'est pas renouvelée ; mais la circonscription des épidémies dans la région des eaux malsaines est un fait acquis.

ANALYSE DE L'EAU.

L'analyse chimique de l'eau est une opération utile, quoique moins importante que l'analyse biologique ; et, en dehors des matières organiques, nous n'avons pas à indiquer les moyens de recherche des éléments de cette boisson. Rappelons seulement qu'on apprécie la proportion de matières fixes au moyen de l'hydrotimétrie, basée sur cette remarque qu'une solution alcoolique de savon ne donne une mousse persistante avec l'eau que quand elle en a précipité tous les éléments calcaires ; que le degré hydrotimétrique désirable est aux environs de 22 degrés ; qu'on se rend compte du volume des gaz dissous en les recevant, pendant l'ébullition, sur la cuve à mercure ; que le dosage de l'oxygène s'opère rapidement et pratiquement par les procédés de Schutzemberger, Risler et Gérardin, etc....

Chamberland a appliqué à l'appréciation de l'eau la méthode optique de Tyndall : à travers un ballon de verre, dont une des parois a été noircie en ménageant un jour de quelques millimètres, il fait passer un faisceau lumineux dont le trajet éclairé est d'autant plus visible que les impuretés sont plus nombreuses.

On dose rapidement les matières organiques par le procédé suivant :

On prépare une solution avec permanganate de potasse cristallisé très pur 0,02, eau distillée 1000. On verse l'eau à analyser dans un tube gradué de 5 c. c.; on acidule avec une trace d'acide sulfurique, et on plonge le tube dans l'eau qui vient de bouillir. Quand son contenu a atteint 70-80°, on fait tomber avec un compte-gouttes, de la solution de permanganate jusqu'à ce qu'on obtienne la persistance de la couleur rosée. Le nombre de gouttes employé donne, en milligrammes, la quantité de matière organique contenue dans un litre (Limousin). Il est très important de pouvoir différencier la matière organique banale de la matière fécale, et Pouchet a donné, pour cela, un procédé dont nous ne pouvons qu'indiquer le principe basé sur ce fait que, par une ébullition de 10 minutes dans une solution alcaline de permanganate de potasse, les amides de l'urée ne sont pas attaqués sensiblement, tandis qu'ils le sont dans la solution acide du même sel. La différence obtenue dans ces 2 solutions représente « la part qu'on peut faire aux produits d'infiltration excrémentielle animale ».

L'analyse biologique compte nombre de méthodes qui ont toutes pour point de départ l'ensemencement de milieux de culture liquides ou solides, après dilution à un titre connu. Les milieux solides ont l'avantage d'être d'un maniement plus facile et plus économique, tout en exigeant moins d'habileté et de matériel. Le milieu solide généralement choisi est la gélatine. Nous ne pouvons entrer ici dans plus de détails à cet égard.

L'eau de boisson dont on soupçonne la pureté doit être épurée par l'un des procédés suivants :
Décantation, Épuration chimique, Ébullition, Filtration.

DÉCANTATION.

Cette méthode est peu applicable en grand, car elle nécessite d'énormes bassins et une immobilité difficile à réaliser, et ne met pas complètement à l'abri des micro-organismes qu'une élévation de température multiplie beaucoup. Elle précède avec avantage la filtration des eaux très souillées et conserve, alors, toute sa valeur.

ÉPURATION CHIMIQUE.

L'épuration chimique a le défaut d'être coûteuse et d'altérer parfois les qualités de l'eau. Pour la pratiquer en grand on s'est adressé récemment aux oxydes de fer qui sont des purificateurs puissants. On a tenté d'en rendre l'action continue à l'aide de grands cylindres horizontaux munis de chicanes par où pénètre l'eau à épurer, tandis que le cylindre tourne sur son axe et que les palettes intérieures font retomber dans l'eau la poussière métallique. La filtration est ensuite nécessaire. Tel est le principe de l'épurateur rotatif Anderson.

En petit, on peut la pratiquer en agitant l'eau pendant quelques minutes avec du charbon animal, du fer spongieux, du coke, du kaolin, de la chaux; on laisse la matière épurante se déposer. De ces réactifs, le coke seul précipite complètement les micro-organismes. Le perchlorure de fer uni au carbonate de soude a la même propriété. Le collage par l'alun, les graines de strychnos potatorum est d'usage courant aux Indes; un peu de carbonate de soude ou de cendres de bois précipite la chaux des eaux séléniteuses, etc....

Burlureaux, partant de ce point de vue que les microbes se montrent très sensibles aux changements de milieux, propose de décalcifier les eaux pour les rendre antipathiques à leurs hôtes microscopiques : son procédé, très ingénieux et très simple, consiste à introduire dans l'eau, en proportions variables suivant sa composition initiale, un mélange de chaux, d'alun et de carbonate de soude. L'épuration chimique entraine l'épuration bactériologique, et la durée totale de l'opération ne dépasse pas 12 heures. Les réactifs doivent être très purs.

Il est à remarquer que chacun des composants pris isolément est impuissant à produire ces résultats, qui nécessitent l'action combinée des trois agents : la purification est d'autant plus complète et certaine que les actions chimiques sont plus multipliées. Ce principe nous semble avoir guidé les recherches du professeur distingué à qui l'on doit un procédé pratique toujours fidèle et répondant à toutes les exigences, puisque l'addition de 0,40 centigrammes du mélange à un litre d'eau polluée, suffit à stériliser le b. coli-com. et le bacille d'Eberth.

ÉBULLITION.

L'ébullition est le procédé radical pour neutraliser les microbes et leurs spores. La difficulté consistait jusqu'ici dans l'application en grand et l'impossibilité de faire bouillir l'eau sans la priver de gaz et de sels. L'appareil Rouart, Geneste et Herscher a résolu le problème : il se compose d'une *chaudière* chauffée à feu nu, au gaz ou à la vapeur, où l'eau est entretenue à un niveau constant par un robinet en charge de la distribution ou un appareil alimentaire quelconque. La température est maintenue entre 120 et 130° sans production sensible de vapeur et sans déperdition de gaz, à cause de la pression en vases clos; les frais sont réduits pour la même raison. L'eau, après un séjour de 15 minutes à 130° ou de 20 minutes à 120°, passe dans l'*Échangeur*, long serpentin où elle circule au milieu d'un cylindre rempli d'eau froide qui se rend à la chaudière, une fois échauffée : nouvelle économie. Dans un échangeur complémentaire, l'eau circule dans un second serpentin entouré d'eau froide, qui n'a d'autre but que de la ramener à la température ordinaire.

Enfin elle se débarrasse, dans un *clarificateur*, des matières en suspension. On stérilise l'appareil, avant de s'en servir, en le faisant traverser par un courant d'eau à 150°. Les examens de Charrin et de Miquel en ont montré l'action stérilisante absolue. Ce dernier obtient un résultat presque aussi satisfaisant au moyen du chauffage discontinu.

FILTRATION.

La filtration se fait en grand ou en petit, en grand au moyen des filtres à bassin de sable composés d'éléments superposés de volume décroissant, cailloux, graviers et sable sur une épaisseur de 1 m. 40. Leur véritable couche filtrante est la pellicule d'impuretés qui se dépose au bout de quelques heures à la surface du filtre. Ils sont suffisants à condition que l'opération soit conduite lentement. (0 m. 15 à l'heure au maximum), ce qu'on obtient en diminuant la hauteur de la couche d'eau, et en modérant l'écoulement de départ. Au bout de quelque temps, le filtre a besoin d'être régénéré par l'ablation de quelques centimètres de la couche superficielle. Le filtre à bassin de sable retient le plus grand nombre de germes, mais il les laisse passer au début.

Les procédés de filtration en petit utilisent la porosité d'une substance naturelle ou artificielle, ou de matières pulvérulentes déposées en couches, comme ci-dessus. Nous parlerons sommairement, parmi les premiers, du filtre de ménage et de quelques-unes de ses imitations; du filtre Bishop, du filtre Chamberland et du filtre d'Arsonval.

Dans le filtre de ménage, la surface poreuse est une

plaque de grès; s'il n'arrête pas tous les germes, il ne les cultive pas et mérite d'être recommandé à condition d'être brossé, au moins une fois la semaine, avec de l'eau aiguisée d'HCl. Le filtre Baratsw est un récipient de section polygonale en grès rouge poreux très compact qu'on introduit dans un vase-enveloppe au fond duquel est tassé du charbon de bois; le filtre Agnessens, basé sur le même principe, est de grès blanc et à section ronde.

Dans le même ordre d'idées, on a construit des filtres avec des blocs plus ou moins volumineux de charbon plastique. Le bloc, plongé dans l'eau à purifier, porte à sa partie supérieure un tube de métal enchâssé, auquel fait suite un tuyau de caoutchouc qu'on amorce par aspiration. Il donne, les premiers jours, une eau exempte de germes; mais son action s'épuise rapidement et son fréquent nettoyage s'impose.

Dans le filtre Bishop, l'élément filtrant est le fer spongieux, et le métal entraîné est retenu par du marbre en poudre ou du sable renfermant du bioxyde de manganèse naturel. (A.-J. Martin). L'eau qui l'a traversé reste pendant plusieurs semaines stérile, antipathique aux microbes. Dans le filtre au carferal de Crease le passage s'opère à travers un composé de charbon, de fer et d'alumine. Il n'est plus guère usité, même en Angleterre.

La surface filtrante de l'appareil Chamberland est une bougie de porcelaine à pores déliés, de 2 millimètres d'épaisseur, fermée à l'un de ses bouts, creuse et terminée à l'autre par une extrémité amincie, le téton. Le tube poreux est contenu dans une armature métallique vissée sur un robinet d'eau en charge, et la filtration s'opère de dehors en dedans, laissant à la surface de la bougie une couche de fines particules limoneuses et de germes qui ajoutent leur pouvoir filtrant à celui de la porcelaine dégourdie. A défaut d'eau en charge, l'appareil est relié à un aspirateur ou à un accumulateur de pression. La plus convenable des pressions est celle de 10 mètres qui donne une vitesse de filtration de 0 m. 20 à l'heure et un débit de 10 litres. L'appareil retient tous les germes, à la condition d'être stérilisé à des intervalles qui varient suivant la pureté de l'eau, et sont en raison inverse de la pression déployée, en général quand le débit est tombé à 1/3 de ce qu'il était au début. Au bout de 8 jours, il laisse passer les microbes qui se sont cultivés à travers les pores et ont fini par affleurer à la surface intérieure de la bougie. Dans la filtration en grand, les bougies sont réunies en plus ou moins grand nombre, formant des batteries dans un récipient commun mis en pression ou en dépression.

On en pratique le nettoyage à la main avec une brosse et une dilution d'HCl ou mieux avec l'appareil automatique André qui permet de joindre la stérilisation au nettoyage.

L'aéri-filtre Maillié n'est qu'une modification du précédent, où la filtration s'opère de dedans en dehors et s'accompagne de l'aération du liquide. En cas de rupture de la bougie, l'appareil cesse spontanément de fonctionner. D'Arsonval a imaginé une bougie filtrante composée d'alumine et de carbonate de soude. Ce mélange résiste aux hautes températures sans se vitrifier. La bougie est reçue dans une fiole à fond plat, pour laquelle sa partie renflée, munie d'un caoutchouc, fait l'office de bouchon. Avant de fermer, on fait bouillir sur la lampe à alcool quelques cuillerées d'eau contenues dans la fiole; quand l'air est chassé par la vapeur d'eau on ferme, et par le refroidissement, il se fait un vide : l'air ne pouvant rentrer tant que la bougie est humide, il suffit d'emplir celle-ci pour voir filtrer rapidement l'eau privée de germes.

Tous ces filtres retiennent bien les micro-organismes, mais laissent passer les matières dissoutes, et ne modifient ni le goût ni l'odeur de l'eau. Les germes apparaissent d'autant plus vite que la pression est plus grande.

Les filtres qui utilisent les matières pulvérulentes sont nombreux et d'inégale valeur.

On peut réaliser en petit le filtre à bassin de sable qui, si perfectionné qu'il soit, laisse toujours passer 10 % de germes.

Le filtre Maignen emploie comme matière filtrante la poudre de carbo-calcis (mélange d'hydrate de chaux et de noir animal traité par HCl) qui, ajoutée à l'eau au début de la filtration, se dépose en quelques instants sur une chemise d'amiante. Le récipient est, en outre, rempli de charbon animal. Ce filtre « retient les sels, l'urine décomposée, une partie de l'alcool » par oxydation et attraction moléculaire. Mais il mérite le reproche d'absorber, momentanément seulement, les matières dissoutes et de favoriser la putréfaction de l'eau qui s'est chargée de phosphate de chaux, milieu de culture excellent pour les micro-organismes.

Le filtre Breyer se compose de plaques ou lamelles formées de poussière d'amiante fixée à l'aide d'un vernis sur des feuilles de toile métallique. L'amiante est très finement broyée. Avec ces éléments on compose des filtres de toute grandeur. D'après Weichselbaum, ce filtre retient tous les bacilles.

Dans le filtre Hesse, l'amiante est fortement comprimé entre deux disques percés de trous. Dans un autre système, deux disques de métal sont creusés de rigoles circulaires qui se correspondent et sont reliées entre elles par une rigole diamétrale. Les deux disques sont rapprochés et serrés après interposition d'une feuille de carton qui sert de filtre et contient du noir animal déphosphaté. Aux deux extrémités de la rigole diamétrale se trouvent les robinets d'entrée et de sortie. La filtration est rapide.

Nous ne pouvons nous étendre davantage sur cette question de la filtration, pourtant très importante, et nous conclurons en terminant, avec Vallin, que si ces appareils sont quelquefois très perfectionnés, ils sont rarement applicables aux services publics, et que le mieux est de donner de l'eau qui n'a pas besoin d'être filtrée.

EAUX MINÉRALES DE TABLE.

Nous devons une très courte mention aux eaux minérales de table. Généralement plus riches en CO_2 que les eaux potables, elles se rapprochent par le degré de minéralisation, et exercent par le gaz qu'elles contiennent, une action tonique, apéritive, diurétique, stimulante; elles aident à digérer et trompent sur la saveur des vins à bas prix, calment les vomissements. Mais il faut se défier de l'usage exclusif et de l'assuétude. Il faut s'abstenir des eaux minérales fortement minéralisées, comme celles de Vichy, Vals, qui sont des agents thérapeutiques et n'ont qu'une action nuisible sur l'estomac normal; même à titre de cure, il ne faut les prendre qu'à doses modérées. L'eau de Seltz artificielle est inférieure aux eaux gazeuses naturelles : elle est généralement fabriquée avec des eaux non filtrées; de plus, l'acide carbonique maintenu mécaniquement en suspension se dégage trop violemment en arrivant dans les voies digestives. Les eaux naturelles de table ont une pureté qui en fait la supériorité en temps d'épidémie, quand l'eau dont on dispose ne présente pas une sécurité complète.

BOISSONS SUCRÉES.

Les boissons sucrées ou contenant des acides végétaux sont un élément de chaleur animale. Elles conviennent bien aux fébricitants et étanchent la soif. Telles sont les limonades, orangeades, soda-water. L'orangeade s'obtient en exprimant dans de l'eau sucrée le jus de l'orange; la limonade se prépare au jus de citron; le soda-water se compose d'un sirop coupé d'eau de Seltz ou d'un mélange de sirop de sucre, d'acide citrique et de bicarbonate de soude.

On prépare aussi des limonades aux acides minéraux, qui sont, en réalité, des médicaments.

Boissons fermentées.

LE VIN.

Son importance le place immédiatement après l'eau. C'est le jus fermenté du raisin, fruit de la vigne, de la famille des Ampélidées. Cette plante se plaît dans les climats tempérés, et celui de la France lui vaut ses crus inimitables enviés du monde entier. La vigne a encore cet avantage de se plaire dans des terrains impropres à toute autre culture. Elle est malheureusement sujette à des maladies qui ont gravement compromis, pendant quelques années, les récoltes, et dont le pire résultat, peut-être, a été de perfectionner les procédés de falsification : la consommation, en effet, demeurant la même, il fallut faire face à des exigences supérieures à la production. Le phylloxera, l'oïdium, le mildew, sont les trois fléaux qui ravagent la vigne. Divers moyens tels que le sulfatage et le soufrage, l'importation des plants américains ont désormais rendu son ancienne prospérité à une culture si compromise.

Nous n'entrerons pas dans les détails de la vinification : elle consiste, le raisin cueilli, à en exprimer le jus par le foulage qui, paraît-il, gagne beaucoup, du moins en qualité, à être opéré par piétinement. La fermentation est une manifestation vitale de la levure qui convertit le sucre de raisin en alcool et acide carbonique, avec un dégagement tumultueux de gaz. La fermentation terminée, on soutire le vin et on le conserve en fûts.

Voici quelle est la consommation du vin dans les principales villes de France :

Clermont-Ferrand..	255 litres par an et par habitant.	
Grenoble..	216 —	—
Tours.	214 —	—
Paris.	215 —	—
Toulouse..	212 —	—
Bordeaux	206 —	—
Cette	107 —	—
Montpellier	149 —	—
Dijon.	191 —	—
Tourcoing.	14 —	—

Le vin, dit Dujardin-Beaumetz, n'est pas un mélange d'eau et d'alcool ; c'est un tout complet, vivant, dont on ne peut modifier un élément sans le dénaturer complètement. Les vins sont blancs ou rouges, suivant qu'on les a faits de raisins blancs ou noirs, ou qu'on a ou non séparé la matière colorante, contenue dans l'enveloppe, et soluble seulement dans l'alcool. Nous empruntons à Magnier de la Source l'énumération des substances qu'on a découvertes jusqu'à présent dans le vin, sans en indiquer les proportions si variables suivant les crus.

L'eau entre pour 80 à 92 % dans la composition du vin. Sa densité est comprise entre 0,992 et 0,998 : les vins travaillés ou sucrés sont plus denses.

Produits minéraux.

Acides. { Carbonique. Silicique. Sulfurique. Phosphorique. Chlorhydrique.

Bases. { Potasse. Soude. Ammoniaque. Magnésie. Chaux. Alumine.

Sels. { Oxyde de fer. Oxyde de manganèse.

Produits organiques.

Alcools.
- Éthylique
- Propylique.
- Butylique.
- Amylique.
- Caproïque.
- Œnanthylique.
- Caprylique.
- Pelargonique.
- Caprique.
- Isobutylglycol.
- Glycérine.
- Mannite.
- Glucose.
- Lévulose.

Acides..
- Formique. } (Pouchet.)
- Valérianique. }
- Acétique.
- Propionique.
- Butyrique.
- Caproïque.
- Œnanthylique.
- Caprylique.
- Tartrique (à l'état de crème de tartre).
- Malique.
- Succinique.

Aldéhydes.
- Aldéhyde.
- Furfurol.

Bases. . .
- Amines.
- Bases volatiles de la série pyridique.

Matière colorante, tanin, gomme, principes albuminoïdes (albumine, mucilage).

Tous ces composants n'ont pas la même importance. L'alcool, l'acide carbonique, le tanin, la glycérine, la potasse, les phosphates, les éthers qui procurent le bouquet, viennent en première ligne.

L'alcool qui prédomine au point de caractériser seul le vin est l'alcool éthylique; on en rencontre des proportions variables de 24 à 8 et au-dessus pour 100. Les vins les plus riches en alcool sont appelés vins de liqueur; viennent ensuite ceux du Roussillon, les vins sucrés de l'Hérault, les bourgognes et les bordeaux. Il ne faut pas rechercher dans un vin ordinaire une proportion trop élevée d'alcool, sous peine d'obtenir des vins vinés : 7 à 8 % suffisent. Malheureusement l'alcool éthylique devient chaque jour plus rare et cède souvent la place aux alcools d'industrie. Remarquons en passant que le vin naturel n'est pas exempt de ces produits dont nous aurons à reparler; mais ils n'y figurent qu'à l'état de traces.

Il reste toujours un peu d'acide carbonique dans le vin. Il arrive parfois qu'on le met en bouteille avant la fin de la fermentation : il renferme alors beaucoup de gaz et devient mousseux, avec des propriétés stimulantes et anti-émétiques utiles dans l'irritation gastrique.

L'acide tartrique est très important; à la dose de 2 grammes par litre, il se trouve à l'état de bitartrate de potasse et joue un rôle essentiel parmi les éléments du vin. La déplorable pratique du plâtrage, contre laquelle on ne saurait trop réagir, en détruit une grande partie en le précipitant.

L'acide succinique s'élève au chiffre de 1 gr. 1/2 par litre.

Le tanin, dont on rencontre 0,50 à 1,50 par litre de vin rouge, de 0,65 à 0,70 par litre de vin blanc, donne aux vins rouges surtout leurs propriétés toniques.

La glycérine est représentée par 6 grammes environ pour 1000. C'est donc un des éléments les plus importants de l'extrait.

Le vin est, comme chacun le sait trop, l'objet des fraudes les plus variées. Nous ne pouvons les étudier longuement, et nous contenterons de les énumérer en quelques lignes en signalant leur influence sur la santé.

VINAGE.

La première à peu près courante est le *vinage*, qui consiste dans l'addition à un vin léger d'un vin plus corsé, ce qui ne saurait être nuisible; et, le plus souvent, dans la suralcoolisation d'un produit pauvre en degrés, dans le but d'en assurer la conservation ou de frustrer le trésor qui ne perçoit sur les vins étrangers marquant 15° qu'un droit simple de douane. Souvent, on vient en aide au pouvoir conservateur insuffisant de l'alcool, pour ces vins de toutes pièces, avec l'acide salicylique. L'alcool utilisé pour le vinage, est-il besoin de le dire, est ordinairement inférieur en qualité et compris dans la catégorie des alcools dits d'industrie. « Le vinage, dit Brouardel, fait décroître progressivement la quantité d'extrait et d'acidité du vin dans des proportions considérables et tend à transformer le breuvage si salutaire à l'état naturel en une simple dilution d'alcool, qui n'a plus aucune propriété utile. » « Il y a une grande différence, dit M. Lunier, entre les boissons alcooliques obtenues par fermentation, où l'alcool est intimement combiné, et les boissons spiritueuses où l'alcool a été ajouté, et y est comme une sorte de corps étranger. Les premières sont saines, provoquent l'ivresse, mais non l'alcoolisme ; les autres sont funestes. »

Le vinage honnêtement pratiqué, et qui ne se propose que d'augmenter un peu le titre de vins trop pauvres en alcool, opéré directement et progressivement au tonneau, peut à la rigueur être toléré ; mais il faut s'efforcer de supprimer la suralcoolisation en vue du dédoublement ultérieur qui fait pénétrer en France, par la voie détournée de l'Espagne, la majeure partie des alcools impurs d'Allemagne. Le vin viné avec excès, et après la fermentation, agit à la manière des boissons alcooliques, détermine l'alcoolisme chronique. Le danger du vinage va croissant à mesure que décroît la qualité de l'alcool employé.

Pour adoucir l'acidité du vin, on y ajoute quelquefois de la glycérine : procédé de Scheele. Si l'on dépasse une certaine dose, cette addition n'est pas inoffensive et compromet les fonctions rénales.

La matière colorante nécessaire pour remonter le vin viné est empruntée à des cépages riches en pigment, ce qui ne peut nuire, ou aux colorants artificiels, campêche, teinture d'orseille, et enfin fuchsine ou chlorhydrate de rosaniline. Bien que, pour Cazeneuve, la fuchsine ne soit pas un produit chimique dangereux pourvu qu'on la prépare sans arsenic, par le procédé Coupier, on doit réprimer sévèrement l'usage de ce colorant. D'ailleurs, les accidents sont aussi peu exceptionnels que les fuchsines arsenicales.

PLÂTRAGE DES VINS.

Une méthode de vinification qui tend à se généraliser aux dépens de la qualité du vin est le *plâtrage*. Nous avons vu qu'elle lui enlève un de ses éléments les plus utiles, le tartrate de potasse, que le plâtrage précipite sous forme de tartrate de chaux, tandis qu'il reste en dissolution du sulfate de potasse et de l'acide sulfurique libre, tous deux irritants; le vin est appauvri aussi en phosphates. Il a bel aspect, offre une couleur vermeille, se conserve plus longtemps et résiste mieux aux maladies.

Encore faut-il que le plâtrage soit modéré; pratiqué avec excès, il produit un vin qui donne lieu, une heure après le repas, à des douleurs gastralgiques, des coliques, des selles demi-liquides, rebelles à tout traitement et dénoncées par Marty. On doit fixer le maximum de la tolérance à 2 grammes par litre. Hougounenq préconise, pour remplacer le tartrage, le phosphate de chaux, qui laisse une bien moindre richesse en sulfate de potasse et une certaine proportion d'acide phosphorique, suffisante pour assurer la conservation et la clarification des vins épais du Midi, ceux qu'on a l'habitude de plâtrer. Calmette emploie le plâtrage des moûts (2 à 3 grammes d'acide tartrique et 1 gr. 2 à 1 gr. 8 de craie concassée par litre de vin à obtenir). Ces pratiques ont de bien moindres inconvénients pour la santé. L'Académie recommande le sucrage des moûts dont Vallin n'ose pas affirmer la parfaite innocuité.

Pour enlever l'excès de sulfate des vins plâtrés, on a essayé le déplâtrage au tartrate de strontiane; le sulfate de potasse est tranformé en bitartrate, mais le vin renferme une petite quantité de strontiane; or, si les sels de strontiane sont inoffensifs, il n'en est ainsi que quand ils ne contiennent aucune trace de baryte, ce qui est exceptionnel avec les produits du commerce. Que dire du déplâtrage au chlorure de baryum, si ce n'est qu'il mérite d'être absolument proscrit. D'ailleurs, le traitement par la strontiane est un procédé délicat qui atteint rarement le but, et éloigne encore davantage de l'état naturel un produit déjà trop adultéré. Il ne doit donc pas être autorisé, et des soins intelligents donnés à la fermentation des moûts permettront facilement de se passer du plâtrage.

SALICYLAGE DES VINS.

Le salicylage a été très discuté : le comité consultatif d'hygiène l'a toujours réprouvé ; en réalité, le médicament est très mal toléré par suite d'idiosyncrasies difficiles à prévoir : chez les vieillards, les artério-scléreux, l'accumulation et l'intoxication sont le résultat du défaut d'excrétion ; les dyspeptiques n'en supportent pas les doses les plus faibles, et les expériences contraires de Kolbe et Lehmann ne prouvent rien, puisqu'elles ont été faites sur des adultes bien portants.

On importe pour 70 millions de raisins secs, et la fabrication du vin de raisins secs a pris une grande importance au moment où la vigne périclitait. Bien qu'innocent au point de vue hygiénique, il ne remplace en aucune façon le produit naturel de la fermentation du jus de raisin. Malheureusement l'analyse est encore impuissante à le caractériser. Nous ne ferons que mentionner, pour les proscrire absolument, les vins fabriqués de toutes pièces avec de l'eau, de l'alcool, de l'huile de vin, etc.

MALADIES DU VIN.

On doit à Pasteur l'étude des altérations spontanées des maladies du vin. On connaît l'*acescence*, maladie des vins piqués, causée par la présence du mycoderme du vinaigre ; il ne faut pas la confondre avec l'invasion du mycoderme du vin, des fleurs de vin, qui produit non l'acescence, mais le vin plat et amer ; on y remédie par le soutirage dans des tonneaux soufrés, ou par l'addition de tartrate neutre de potasse ; la *pousse*, fermentation surajoutée, due à la présence d'un micro-organisme dont la destruction s'obtient par le chauffage ; la *tourne*, altération grave, donnant au liquide une teinte un peu louche, avec dégagement de bulles gazeuses et apparition de stries soyeuses, filaments formés par la réunion des parasites ; la tourne fait disparaître l'acide tartrique, le sucre, diminue la glycérine et le tanin, et augmente la potasse. Le vin vire lentement au bleu, devient aigre et amer : on le corrige par le chauffage, après addition de crème de tartre ; la *graisse* qui atteint les vins blancs et les rend huileux et filants, on la traite par le tanin ; l'*amertume*, le *goût de vieux*, toutes altérations d'ordre parasitaire, justiciables du chauffage, de la pasteurisation, du soufrage, de la réfrigération, du vinage ou du sucrage qui ne doit employer que du sucre de canne. Le vin trop âgé perd ses qualités.

L'analyse des vins se propose la recherche du titre alcoolimétrique par les alcoomètres, les ébullioscopes, etc. ; de la quantité d'extrait par l'évaporation à basse température et mieux la dessiccation dans le vide, en présence de substances avides d'eau ; la détermination de la glycérine, des matières colorantes, des sulfates (solution titrée de chlorure de baryum (Marty), des sels, etc. Nous ne pouvons entrer dans le détail de toutes ces opérations, et nous renvoyons pour tout ce qui les concerne à l'excellent ouvrage de Magnier de la Source. L'expertise par la dégustation, jointe à l'examen de la couleur, de la transparence, de l'odeur, etc...., a aussi une grande valeur pratique, mais demande des sens très exercés.

Naturel et pris avec modération, le vin est une excellente boisson, « la plus banale des boissons alcooliques ». L'effet qu'on en obtient dépend beaucoup de son titre alcoolique, de sa richesse en tanin qui le rend plus tonique. Les vins les plus reconstituants sont ceux du Midi, de Bordeaux surtout, de Bourgogne, vins complets ou mixtes, ne méritant d'être qualifiés ni d'alcooliques, ni d'astringents, ni d'acides; et, après eux, ceux du centre et du Nord.

Les vins blancs sont ordinairement moins bien reçus, quoique plus difficiles à falsifier; ils sont connus pour leurs effets excitants et la céphalalgie qu'ils déterminent souvent, même à dose raisonnable. Les vins-liqueurs se rapprochent beaucoup des boissons alcooliques et n'ont d'emploi que comme vins de dessert à cause de leur forte proportion de sucre. Les vins mousseux excitent, provoquent une ivresse prompte et passagère, plutôt due à leur acide carbonique qu'à leur alcool : stimulants de la gaieté, ils activent la digestion et viennent à propos à la fin des longs repas; ils figurent dans la thérapeutique des maladies dépressives, et soutiennent les malades pendant certaines phases critiques. Ils sont ainsi à l'état naturel (Gaillac-Vouvray), ou subissent une lente et savante préparation (Champagne). Voici, à titre de curiosité, une courte analyse, due à Hougounenq, de nos trois principaux vins rouges :

	VIN NATUREL DU MIDI	VIN DE BOURGOGNE	VIN DE BORDEAUX
Alcool en vol.	8°7	11°2	9°5
Extrait à 100°. . . .	24.4	20.5	20
Cendres.	3.8	1.7	1.9
Crème de tartre. . .	5.8 grammes	4.2 grammes	2.2 grammes
Acide tartrique libre.	0.15 par	0.07 par	» par
Acidité en (HSO⁴ . . .	6 litre.	4.07 litre.	4.1 litre.
Tanin.	2	1.35	1.56
Sulfate de potasse . .	0.64	0.55	0.82

Le même chimiste a eu l'idée de se rendre compte de la manière dont s'opéraient, en présence du vin, les digestions artificielles. Il a conclu de ses recherches que le vin ralentissait beaucoup l'action de la pepsine, le vin rouge plus que le vin blanc, mais toujours à un degré appréciable.

Le vin rouge irait jusqu'à quadrupler la longueur de la digestion ; l'action retardante irait en diminuant du Bordeaux au vin du Midi et au vin de Bourgogne. Les vins plus chargés d'alcools, d'acides, d'extraits, de tanin, exerceraient l'influence la plus marquée ; l'alcool serait un des facteurs les plus puissants du ralentissement de l'action peptique, mais la crème de tartre lui viendrait en aide en saturant une portion d'HCl et en lui substituant l'acide tartrique, moins actif. La matière colorante, qui fixe l'albumine, quelques colorants artificiels, la fuchsine en particulier, entraveraient encore la digestion et, chose singulière, le vin plâtré serait moins nuisible : nouvel exemple des contradictions fréquentes entre les résultats de la chimie et ceux de l'observation. Hâtons-nous d'ajouter que l'auteur ne conclut nullement de ses expériences à la digestion physiologique, et les rapproche plutôt de certains états pathologiques à contractions molles, à absorption imparfaite. Une autre conclusion serait démentie par les faits, car, dans la pratique, le vin est plutôt un stimulant des fonctions digestives. Il faut reconnaître, d'autre part, que la plupart des états dyspeptiques s'accommodent mal de l'usage du vin pur, et que bien des malades ainsi atteints aggravent leur état en cherchant, dans cette habitude, la diminution de leur paresse à digérer.

En résumé, le vin est moins un aliment qu'un stimulant du système nerveux et des fonctions digestives : pur, il étanche mal la soif. Nous n'avons pas à faire l'éloge du « jus de la treille » si souvent chanté par les poètes, et qui répond à l'habitude prise, à un réel besoin. Même consommé en quantité immodérée, il n'a jamais une action aussi funeste que celle de l'alcool. Les pays vignobles sont ceux où l'alcoolisme est le plus rare ; l'ivresse vinique est gaie, toujours incomplète, et ne laisse ni l'état d'abrutissement, ni l'enduit saburral et l'état dyspeptique si pénible des lendemains d'orgies alcooliques.

LE CIDRE.

Boisson fermentée tirée du jus de pommes ou de poires (poiré), le cidre se consomme, en France, surtout en Bretagne et en Normandie. Le chiffre de 522 litres par an et par habitant en exprime la consommation à Caen, Rennes, le Mans. C'est une boisson médiocre, fatigante à la longue, irritante au début pour l'intestin qui s'y accoutume pourtant, et féconde, chez les buveurs novices, en coliques et en diarrhée. Quelquefois les coliques ont une tout autre origine et résultent d'une sophistication assez commune, l'addition de litharge ou de céruse pour modérer l'acidité du breuvage. Le cidre ne satisfait pas aux besoins de stimulation comme le vin; les départements où l'on en consomme le plus sont aussi ceux où l'ivresse est la plus fréquente. Les eaux-de-vie de cidre à peine rectifiées, sortant des mains des bouilleurs de crû, quelquefois caustiques, sont une cause sérieuse d'alcoolisme.

L'altération des dents, dont on a accusé le cidre, n'a, paraît-il, pas cette origine, car si les Normands passent pour avoir les plus mauvaises dents de France, les Bretons sont loin de partager cette infériorité, plutôt explicable par des raisons d'ordre ethnique.

Le jus des pommes écrasées au pressoir est recueilli, soit au naturel et constitue le vrai cidre, soit mouillé dès l'origine et connu sous le nom de « boisson » en Normandie. La fermentation ne s'opère qu'après expression dans des cuves ou des tonneaux. La composition du cidre est très variable, et les éléments qui y jouent un rôle sont l'alcool, le sucre, la glycérine, l'acide succinique. L'eau représente au moins 0,920 de la quantité totale.

Le cidre est sujet à des maladies analogues à celles du vin, l'acescence, la graisse, la pousse, les fleurs; les remèdes à y opposer sont les mêmes, comme les agents de ces altérations sont aussi des micro-organismes. Les

sophistications, qui ne l'épargnent pas plus que les autres
boissons, consistent dans le salicylage, le mouillage cor-
rigé par l'alcoolisation, la saturation de l'acidité par la
chaux, la litharge, la céruse, et une fabrication de toutes
pièces avec des fruits secs, du glucose, de l'alcool, des
fleurs de sureau, des matières colorantes végétales (coque-
licot) ou tirées de la houille. L'analyse chimique est
souvent impuissante à découvrir la fraude et prend pour
base de ses méthodes la conservation plus ou moins
complète du rapport des éléments constituants entre eux.

LA BIÈRE.

La bière honnêtement fabriquée est une décoction
d'orge germée, aromatisée au houblon. D'autres céréales,
avoine, froment, riz, sont employées à la même fabrication, quoique plus rarement.

La brasserie comporte une suite d'opérations délicates
dont le but est de transformer l'amidon du grain en
dextrine et glucose. Le grain préalablement mouillé est
mis à germer dans des locaux à température croissante
de $+18^{\circ}$ à $+30^{\circ}$. La germination développe une diastase
qui est capable de saccharifier l'amidon. L'opération est
alors arrêtée, le grain concassé et arrivé à l'état de malt.
Pour faire la bière on dissout le malt dans l'eau en présence de la diastase et de l'humidité; l'amidon passe à
l'état de dextrine puis de glucose. Plusieurs brassages
successifs du même malt avec l'eau jusqu'à épuisement,
donnent la bière forte, la petite bière. Le liquide ainsi
traité est ensuite houblonné, puis soumis à la fermentation non spontanée, mais dirigée, par la levure cultivée;
sous cette influence une partie du sucre se transforme en
eau et acide carbonique.

Le procédé de fabrication, de même que les produits
obtenus, diffèrent suivant qu'on se sert de la levure haute
ou de la levure basse. La fermentation haute donne des
bières colorées, épaisses, type des bières anglaises; la

levure demeure à la surface du moût qu'on maintient à + 20°. Dans la fermentation basse on opère à + 7° et la levure reste au fond de la cuve. La première dure 3 ou 4 jours, la seconde 20 jours. Cette dernière a l'avantage de permettre de brasser en toute saison, moyennant une installation appropriée, de donner un produit qui se conserve mieux; elle est d'un usage courant en France. On obtient la clarification par le collage gélatineux.

Les altérations de la bière sont la conséquence de l'intervention des ferments étrangers. On les évite par des artifices de fabrication dont Pasteur a établi le principe.

À l'air la bière s'évente, perd son montant et prend un goût plat. Elle s'altère aussi quand un tonneau est en vidange, surtout lorsqu'on se sert de l'air pour accumuler la pression nécessaire au fonctionnement des appareils distributeurs. C'est pourquoi on a songé à remplacer l'air par l'acide carbonique liquéfié sous pression. Les éléments constituants de la boisson qui nous occupe sont : l'alcool, l'acide carbonique et l'extrait; le premier à la dose de 8 %, le troisième formé de sels terreux et de principes hydrocarbonés, maltose, glucose, dextrine, de matières albuminoïdes, variant beaucoup d'importance, suivant la qualité de la bière.

« Son réel mérite consiste en un juste équilibre entre ces deux éléments; il faut 1 d'alcool pur pour 1,75 d'extrait. » Ch. Girard assigne à la bière moyenne la composition suivante : alcool, 50 %, extrait 59, cendres 1,5. L'acide carbonique est contenu dans le liquide en grande quantité, depuis 2 volumes jusqu'à 25 dans la bière mousseuse.

La bière doit offrir un peu d'acidité. Elle est exposée à quelques maladies; elle tourne, est envahie par le ferment lactique, par un micro-organisme qui la rend filante, par la fermentation acétique, par les moisissures, par la putréfaction. La perte de limpidité est un indice grave. La richesse en acide carbonique est un élément de saveur et de conservation; la mousse est indispensable, ordinairement fine. La couleur varie avec le procédé de fabrication; la saveur est « fraîche, spiritueuse et donnant une impression de moelleux; elle ne doit avoir d'autre goût que celui du malt et du houblon ».

Les falsifications les plus regrettables sont celles qui substituent le glucose au malt et diminuent le pouvoir nutritif, non sans introduire un excès d'acide sulfurique : les antiseptiques, acide salicylique, borique; l'acide picrique; les colorants de la houille, le méthyl-orange; le buis, la gentiane, le quassia, la strychnine, le pavot, tour à tour employés.

La consommation de la bière limitée, en tant que boisson de table, à quelques départements du Nord et de l'Est, est exprimée par les chiffres suivants :

Lille	294	litres par habitant et par an.	
Saint-Quentin . . .	255	—	—
St-Pierre-les-Calais.	224	—	—
Tourcoing	204	—	—
Roubaix	195	—	—
Amiens	105	—	—
Paris	14	—	—
Dijon	5	—	—

Prise en dehors des repas et généralement en quantité immodérée, elle dilate l'estomac, alourdit l'intelligence et ralentit la nutrition, d'où la tendance à l'obésité.

On en connaît les caractères un peu stupéfiants et légèrement anaphrodisiaques attribués au lupulin. Elle détermine difficilement l'ivresse et joue, par son volume, le rôle de diurétique; elle ne fait pour ainsi dire que traverser l'économie, et chacun sait à quelles prouesses, à quels excès, parviennent à se livrer, à certains jours de fête, les buveurs du Nord.

Cela n'est vrai que pour les bières légères, celles qu'on boit dans ces régions; il en est tout autrement de la bière de Paris, alcoolisée, lourde et enivrante. Cette bière, dite encore de Bavière, a été signalée par Bœns comme offrant des inconvénients spéciaux : l'ivresse et l'indigestion, et, à la longue, les dérangements intestinaux et les troubles nerveux de la vie de relation et de la vie végétative.

Au point de vue alimentaire, la bière est une boisson très nutritive par sa richesse en extrait qui dépasse celle du vin, et par la nature de cet extrait, dont nous avons vu la composition, éminemment favorable à l'assimilation. Ses propriétés sédatives la recommandent aux gens nerveux. On prépare, à l'usage des dyspeptiques, des bières de malt qui jouissent de propriétés digestives et analeptiques sérieuses, et sont consommées pendant les repas.

L'ALCOOL.

L'alcool est le produit de la distillation des matières ayant subi la fermentation alcoolique : c'est le résultat du dédoublement, par une levure, du sucre de raisin. On l'extrait aussi des grains, des mélasses, de la betterave, de la pomme de terre et de divers farineux, de la pomme, de la prune, de la cerise, etc. Certains alcools ont, dès le début, un parfum recherché, comme l'alcool du sucre de canne (rhum), de cerises ou de prunes (kirsch). D'autres, et c'est le plus grand nombre, ont un mauvais goût primordial qui tient à un mélange d'alcools et d'huiles essentielles passant à la distillation. Le meilleur alcool, le seul qu'on consomma d'abord, est extrait du vin : c'est l'alcool éthylique à peu près pur, à peine mélangé d'autres produits moins estimables. Mais la faible production de ce liquide n'ayant pu suivre le progrès constant de la consommation, on a dû recourir à des procédés industriels pour obtenir de grandes quantités d'alcools auxquels on a donné le nom d'alcools d'industrie.

Le mauvais goût et la toxicité de ces produits sont dus à un mélange d'alcools divers, développés par les fermentations secondaires. C'est à faire disparaître ces éléments étrangers que l'industrie s'applique. Elle dispose, à cet effet, des distillations ou rectifications successives qui séparent les alcools différents en utilisant leurs points respectifs d'ébullition (mauvais goûts de tête et mauvais goûts de queue). Au milieu de l'opération, l'alcool éthylique passe presque pur. On vient de s'engager dans une voie plus féconde en essayant d'obtenir, dès l'abord, des produits à peu près purs avec certaines températures et certaines levures cultivées (*saccharom, ellipsoïdus*) dont on écarte soigneusement tout micro-organisme étranger. Nous ne pouvons nous étendre sur les méthodes de rectification qui, sauf celle de Bange, sont insuffisantes et incomplètes.

Les alcools de fermentation forment une série dont les termes diffèrent entre eux par une formule atomique dont le poids va toujours croissant ainsi :

L'alcool   éthylique a pour formule : C^2H^6O
    —   propylique   — C^3H^8O
    —   butylique   — $C^4H^{10}O$
    —   amylique   — $C^5H^{12}O$.

Il y a, dans tous les produits de distillation des matières sucrées, une proportion quelconque de ces divers alcools et d'éthers communiquant le *bouquet* spécial. Dujardin-Beaumetz et Audigé ont montré que le pouvoir toxique de ces produits croissait comme leur poids atomique, atteignait le maximum chez les alcools dits supérieurs, qui sont justement les alcools d'industrie. Toutes les eaux-de-vie, même celle de vin, en contiennent un peu, car elles sont plus toxiques que l'alcool chimiquement pur. Dans la pratique, on classe les eaux-de-vie dans l'ordre suivant : eau-de-vie de vin contenant l'alcool éthylique presque pur ; eau-de-vie de cidre contenant les alcools propylique, butylique et amylique ; eau-de-vie de marc contenant les alcools œnanthylique, caprylique, caproïque, propylique, amylique, l'huile essentielle de raisin ; eau-de-vie de grains contenant le furfurol, l'aldéhyde ; eau-de-vie de mélasse, de betteraves, avec les alcools propylique, butylique, amylique, des éthers et des acides; eau-de-vie de pommes de terre, contenant tous les alcools précédents, des acides gras et une huile essentielle toxique.

Cette énumération laisse comprendre à quelle cause il faut attribuer les progrès incessants de l'alcoolisme, et ses caractères de précocité et d'intensité toujours croissants. Malgré les efforts et les tentatives de répression, le mal s'aggrave et le nombre des débits s'élève constamment.

L'accroissement de l'impôt n'est pas un remède, il n'a d'autre résultat que de pousser à la consommation des alcools de basse qualité. C'est à surveiller les distilleries et à supprimer le privilège des bouilleurs de crû qu'il faut s'appliquer.

Les expériences sur les animaux ont montré que les alcools supérieurs produisaient, en outre de l'ivresse, des phénomènes douloureux et convulsifs, dont la pyridine et le furfurol sont les agents les plus redoutables; les attaques épileptiformes de l'alcoolisme aigu sont depuis longtemps observées en Écosse.

Voici, d'après Ch. Girard, un tableau de la production des divers alcools en France.

	MOYENNE DE 1850 A 1850	DE 1858 A 1867	1873	1881	1885
Vin	715.000	548.000	550.000	27.062	14.678
Mélasse.	40.000	260.060	651.000	625.000	750.000
Betteraves. . .	500	278.000	569.000	450.000	629.000
Grains et matières amylac.	56.000	57.215	100.000	413.000	561.000
Cidres, fruits, marcs. . . .	100.000	100.000	187.000	21.314	39.000

ACTION DE L'ALCOOL SUR L'ORGANISME.

L'alcool exerce sur l'économie une double action, locale et générale. Localement, il irrite l'estomac d'autant plus qu'il est plus concentré, et conduit à la dyspepsie des buveurs, signe précoce de l'intoxication chronique. Il augmente d'abord l'acidité du suc gastrique, qu'il arrive à tripler, et aboutit à la dyspepsie hyperchlorhydrique. Bientôt surviennent la diminution du suc gastrique, l'augmentation du mucus, le ralentissement de la peptonisation des aliments (Dujardin-Beaumetz). On utilise l'action hyperchlorhydrique pour aider à la digestion des hypopeptiques. A l'état aigu, l'alcool donne lieu à l'ivresse; à l'état chronique, à l'alcoolisme dont nous n'avons pas à rappeler les multiples manifestations. L'abus peut déterminer à la longue, chez l'homme comme chez les animaux, l'épilepsie alcoolique, s'il existe une prédisposition. Elle apparaîtra d'autant plus facilement que le breuvage sera moins pur, mais l'alcool éthylique pourra, exceptionnellement il est vrai, conduire au même résultat.

On consomme l'alcool sous forme de dilutions ou d'eaux-de-vie aromatisées avec des *bouquets* fabriqués de toutes pièces : heureux si dans ceux-ci ne figurent pas des toxiques comme le lactate et le formiate de méthyle, le méthylol, qui aromatisent le rhum ; la nitrobenzine, l'acide cyanhydrique, l'aldéhyde benzoïque qui donnent au faux kirsch son parfum d'amandes amères, etc. L'absinthe, parmi toutes les liqueurs, exerce une action particulièrement néfaste, non seulement par son titre alcoolique élevé, mais aussi parce qu'elle est le refuge des alcools de mauvais goût dissimulés par les essences qui y ajoutent encore leur action. Laborde et Magnan l'accusent de provoquer l'épilepsie, Lancereaux l'hystérie. Cadeac et Meunier ont incriminé l'essence d'anis et de badiane, en innocentant l'essence d'absinthe, à l'inverse de Laborde et Magnan. Toutes ces essences donnent. au début, la sensation de bien-être, de chaleur, de vigueur, de puissance, activent les fonctions digestives ; mais l'action bienfaisante et utile cède bientôt la place à la paresse cérébrale avec diminution de l'énergie et de la volonté, vertiges, tremblements, perte d'intelligence. Il importe peu que l'alcool, l'anis ou l'absinthe, soient en cause, si, dans la pratique, ils agissent toujours associés.

Le vermouth et le bitter contiennent l'essence de Reine des prés, l'aldéhyde salicylique, le salicylate de méthyle, convulsivants et provoquant un tremblement rapide.

L'eau de mélisse est un poison psychique tendant à supprimer le fonctionnement de la pensée et même la puissance physique ; l'élixir de Garus a une action analogue moins développée (Cadéac et Meunier).

Pour reconnaître les alcools impurs, Cazeneuve a donné le réactif suivant : 10 centimètres cubes d'alcool à 95° très pur, à la température de 15°-20°, demandent cinq minutes pour donner, avec la solution de permanganate de potasse au millième, une teinte rosée un peu jaunâtre. Avec un alcool très impur, la décoloration est instantanée et le mélange garde une coloration brune. Entre ces deux limites, il y a une échelle de réduction qui permet d'apprécier le degré d'impureté avec l'alcool à 95° comme terme de comparaison. On dispose encore du procédé plus connu de Savalle : 10 cc. d'alcool sont mélangés dans un ballon avec 10 cc. d'acide sulfurique. On chauffe, et le liquide refroidi est versé dans un flacon carré de 20 cc. bien calibré. On compare la teinte obtenue avec celle de plaques de verre jaune numérotées de 0 à 8. Le degré correspond à peu près à des dix-millièmes, et tient compte en même temps des huiles essentielles. Ce n'est qu'un procédé par approximation.

L'alcool est-il nécessaire et doit-on le considérer comme un aliment ? On a beaucoup discuté ce point de physiologie, qui n'est pas encore bien fixé. Aux affirmations de Liebig qui croit à la transformation complète et à l'élimination sous forme d'acide carbonique et d'eau, on oppose les expériences de Perrin, Ludger et Lallemand qui ont vu l'alcool s'éliminer en nature, et l'opinion mixte de Bouchardat, acceptée par Dujardin-Beaumetz, qui admet que l'alcool subit dans le sang un commencement d'oxydation et se transforme partiellement en aldéhyde. De cette oxydation, opérée aux dépens de l'oxygène des globules rouges, résulterait pour ceux-ci une diminution d'activité, un abaissement des combustions générales, une action dépressive sur les centres calorigènes, et par là l'alcool serait un aliment antidéperditeur. C'est l'opinion qui tend actuellement à se généraliser. A dose faible, il diminue l'excrétion d'azote ; à dose élevée il l'augmente.

L'alcool en petite quantité est donc utile, et complète l'alimentation souvent insuffisante du travailleur ; mais il est loin d'être indispensable ; pourtant tous les peuples ont leurs boissons alcooliques, et cette remarque suffirait à prouver que ces boissons répondent à un besoin.

Pour le soldat en campagne, malgré les opinions contraires, il constitue un stimulant de premier ordre ; dans ce cas, pourtant, il sera toujours utilement remplacé par du vin, ou mieux, un aliment azoté. Grâce à son action un peu irritante tempérée par sa dilution dans le chyme, il vient à point à la fin du repas. A jeun, il exerce le plus déplorable effet et conduit au catarrhe avec ulcérations multiples propre aux buveurs. Il faut se souvenir qu'il est absorbable par toutes les muqueuses, et qu'on devient alcoolique par la dégustation répétée même sans déglutition.

Les boissons alcooliques sont plus nuisibles à la femme qu'à l'homme, à l'enfant et au vieillard qu'à l'adulte ; elles sont moins favorables en été qu'en hiver, dans les pays chauds que dans les pays froids et tempérés.

En thérapeutique, on les utilise dans le traitement des fièvres, des états dépressifs, de l'alcoolisme.

L'abstention complète d'alcool fait partie du régime végétarien ; il y a là certainement un élément d'hygiène qui peut faire illusion sur la valeur du régime lui-même, de même que les méfaits de l'alcool ne sont pas imputables au régime carné; les végétariens, qui les englobent dans la même proscription, font naître une confusion regrettable.

Boissons aromatiques.

LE THÉ.

On appelle ainsi, par extension, l'infusion aromatique préparée avec la feuille de diverses variétés du *Thea sinensis*, arbuste de la famille des Camelliacées, qui pousse surtout en Chine et au Japon, et en divers autres points de l'Asie : on a vainement tenté de l'acclimater en France. La feuille de thé varie de dimensions et de qualité suivant qu'on l'a récoltée au printemps ou plus tard : la première est particulièrement aromatique. Le mode de dessiccation détermine les variétés connues en Europe sous les noms de thé vert et de thé noir. Cette opération, commencée à l'air libre, s'achève par la torréfaction dans des bassins de cuivre ou sur des plaques chauffées, renouvelée deux ou trois fois. Le thé vert est desséché plus vite, moins souvent torréfié que le noir.

D'usage très ancien en Chine, le thé n'a été importé et acclimaté en Europe qu'au milieu du xviie siècle. On en consomme, à présent, de grandes quantités, surtout en Angleterre, en Hollande et en Russie. En France, la consommation annuelle est représentée par quelques grammes par tête; en Angleterre, elle atteint 2 kilogrammes.

Les thés noirs les plus estimés sont le Pékao, le Souchong et le Bohéa; les meilleurs thés verts sont le Hyswen, le thé perlé ou poudre à canon, le Hyson.

Tous sont sujets à des altérations et perdent leur arome s'ils ne sont conservés en vases clos ou s'ils sont trop âgés.

Le thé contient une huile essentielle, du tanin, de la

gomme et surtout un alcaloïde voisin de la théobromine et de la caféine, la théine, qui y entre dans la proportion de 1 à 4 et 8 %. Les thés verts en contiennent le plus. Cet alcaloïde lui communique ses propriétés stimulantes, tandis que la matière azotée assez abondante, 21 à 22 %, lui assure quelques propriétés nutritives. On trouve encore, dans les cendres, du potassium, du sodium, du calcium, du manganèse, du fer, de l'alumine, etc., unis au chlore et aux acides sulfurique et phosphorique.

Les falsifications sont nombreuses, sans caractère offensif marqué quand il ne s'agit que de l'addition de feuilles étrangères (Prunus spinosa, Fraxinus excelsior, Sambucus nigra, Rosa Canina), de thé déjà épuisé, de sable; beaucoup plus graves quand il s'agit du bleu de Prusse, des sels de cuivre, du chromate de plomb).

L'infusion de thé est plus ou moins foncée, astringente et aromatique, suivant l'espèce employée, la durée de l'infusion, etc. On a pour habitude de mélanger thé noir et thé vert, pour modérer l'action excitante de l'un et profiter de l'arome de l'autre. C'est une boisson surtout stimulante. En France, on la considère encore comme une tisane bonne à calmer les indigestions : c'est aussi le breuvage banal et anodin des réunions de famille, et on a soin de le préparer très léger. Il aide la digestion, convient aux dyspeptiques, et n'est pas contre-indiqué dans le cas de flatulences.

Aux troupes françaises expéditionnant dans les colonies, l'infusion du thé a rendu d'éminents services. Il n'est pas de breuvage meilleur pour étancher la soif sans provoquer la sueur abondante et l'atonie gastro-intestinale, pour corriger et stériliser par l'ébullition les eaux suspectes.

Dans l'armée française on ne lui demande rien de plus, et on néglige son pouvoir d'épargne au profit de celui plus prononcé de l'infusion de café.

Le thé appartient au groupe de boissons intellectuelles. Chez les peuples septentrionaux, qui en font une si grande consommation, le thé aide à résister au climat; on pense que, grâce à son pouvoir stimulant, il peut remplacer le vin dont ces peuples sont privés, et que, par la dilution qu'il imprime à leurs humeurs, il les met à l'abri de la goutte et de la gravelle. A un autre point de vue, il est alimentaire par son azote et aussi par le sucre dont on l'accompagne. En résumé, le thé est une boisson hygiénique non alcoolique, stimulante par la caféine qui développe l'activité générale, excitante et aromatique par l'huile essentielle, légèrement astringente par le tanin, tonique par divers éléments solubles, nutritive dans une certaine mesure, digestive par l'élévation de température qu'elle détermine dans l'estomac (Riche).

Pris en excès, il cause l'insomnie et peut-être des troubles gastriques. Il est moins prouvé qu'il puisse conduire à des phénomènes généraux comme la maigreur, la faiblesse, le teint plombé, les dents noires qu'on accorde aux Chinois buveurs de thé. Nous aimerions mieux mettre tous ces symptômes sur le compte de l'opium dont peu de Célestes ignorent les funestes effets. On recommande le thé dans bien des formes de la dyspepsie, à l'exclusion du vin.

LE CAFÉ.

Le café est l'infusion de la graine torréfiée du *Coffæa arabica*, arbuste de la famille des rubiacées, originaire de l'Yemen et cultivée maintenant en une foule de points de l'Asie, de l'Afrique et de l'Amérique. La graine est récoltée deux fois par an; on en consomme annuellement en France 1752 grammes par habitant (1888), sans préjudice des succédanés vendus sous le même nom et tout à fait différents.

La qualité du café varie avec la provenance; on sait que le moka, presque inconnu aujourd'hui sur nos marchés, était la variété la plus estimée. Après avoir cru

longtemps qu'on pouvait reconnaître l'origine de la
graine d'après la forme, la couleur et le volume du grain,
on a dû convenir que ces caractères n'avaient aucune
valeur et qu'il entrait dans les cafés vendus comme Moka,
Bourbon, Martinique, des variétés de toutes les prove-
nances.

Les espèces qu'on associe volontiers et qui donnent un
bon mélange sont : Moka, Zanzibar, Bourbon et Martinique. La torréfaction est une opération délicate qu'on
doit exécuter en présence de l'air, lentement, sans sur-
chauffement brusque, à une température de 200 à 250 degrés; il ne faut pas dépasser une certaine limite sous
peine de développer une saveur âcre, et de volatiliser
l'huile essentielle qui est la base de l'arome, la *caféine*.
Le grain torréfié est moulu, et, mieux, écrasé, préparé
ensuite par infusion ou décoction; cette dernière est
aussi bonne, à la condition d'être faite rapidement et à
température douce. La décoction aurait le pouvoir de
conserver au café ses propriétés toniques et de le débarrasser de ses propriétés excitantes.

Le principe actif qui fait du café une boisson stimulante, intellectuelle et nuisible par l'abus, est la
caféine, dont la proportion est de $1/100^e$. Nous donnons
ci-dessous, d'après les documents du laboratoire municipal, la composition moyenne du café vert et brûlé :

	VERT.	BRULÉ.
Eau..................	10.13	1.81
Substances azotées.......	11.84	12.20
Caféine.............	0.93	0.97
Matières grasses........	12.21	12 05
Gommes et matières sucrées..	11.84	1.01
Matières extractives.......	9.54	22.60
Cellulose............	58.18	44.57
Matières minérales.......	5.53	4.81

La torréfaction fait perdre au grain 16 % de son
poids et en augmente le volume, dans la proportion
de 100 à 130.

Nous ne pouvons exposer en détail toutes les sophistications auxquelles a donné naissance l'énorme trafic de café, soit qu'il s'agisse de masquer une avarie par des matières colorantes souvent toxiques par elles-mêmes, comme le chromate de plomb, soit qu'on substitue au grain vert de l'argile moulée, soit qu'on remplace le grain torréfié par un mélange façonné de fécules torréfiées, de marc épuisé, etc. Il est assez aisé, dans la pratique, de découvrir les fraudes, et l'examen microscopique, en révélant l'absence ou la présence des cellules sclérenchymateuses caractéristiques, longues, fusiformes, à parois ponctuées, et l'apparition d'éléments étrangers, vaisseaux rayés, trachées déroulables, grains d'amidon, est du plus grand secours. Le consommateur est profondément lésé par ces substitutions qui mettent à sa portée, au lieu d'une liqueur stimulante, une mixture dépourvue d'arome et de qualités nutritives.

ACTION PHYSIOLOGIQUE.

L'action physiologique de l'infusion de café a donné lieu à de nombreuses recherches, d'où il semble aujourd'hui possible de tirer les conclusions suivantes :

1° Le café n'a qu'une faible valeur nutritive, bien qu'il contienne une certaine proportion d'azote ;

2° Il ne modifie en aucune manière la déperdition d'azote, ce qui rend douteux son rôle d'aliment d'épargne ;

3° Il excite la contractilité de l'estomac, et à ce titre peut aider les fonctions digestives ;

4° Il possède une valeur antiseptique réelle, que les Allemands attribuent aux produits empyreumatiques de la torréfaction ;

5° Il stimule le cœur, exerce une légère action diurétique ;

6° Il agit surtout sur le système nerveux, dont il excite les fonctions, et indirectement, par son intermédiaire, sur tous les organes.

La privation de l'infusion, chez ceux qui en ont contracté l'habitude, détermine la paresse de l'esprit, la tendance au sommeil. Une certaine aisance des mouvements, le travail intellectuel plus facile, sont les bienfaits de l'usage modéré. A haute dose, on voit survenir les accidents du caféisme aigu et chronique. Le premier se manifeste par l'excitation, l'insomnie, une ivresse passagère, un accroissement du pouls, des intermittences du cœur, et le lendemain, des douleurs de tête et l'inappétence. Le second a pour symptômes la pâleur de la face, son aspect jaunâtre ou terreux, la maigreur, l'éclat et la vivacité des yeux, la mydriase, la trémulation de la langue, des lèvres, de la moitié inférieure de la face, la sécheresse, l'état fendillé ou saburral de la langue, l'anorexie, la dyspepsie, la gastralgie à jeun, un pouls ralenti, des tremblements fibrillaires des membres supérieurs, une sensibilité tactile exagérée, des fourmillements, des névralgies, une grande émotivité, des cauchemars, l'anaphrodisie, l'aversion pour le travail, l'humeur triste, la diminution de la vigueur motrice, l'impossibilité de se livrer à des ouvrages délicats, le refroidissement des extrémités, la tendance à l'acné rosacée, etc.

Ajoutons bien vite que ces accidents sont rares et exigent un abus énorme ; les habitants du Nord qui y sont le plus exposés bénéficient de ce fait qu'ils boivent rarement du café pur. Il y a, en outre, pour ces accidents, une idiosyncrasie particulière, et bien des personnes ne peuvent prendre même une minime quantité d'infusion sans en être incommodées.

Quoi qu'il en soit, cette boisson aromatique rend de grands services par ses propriétés toniques, et les médecins militaires sont à même d'en apprécier les effets. Le café du matin a complété heureusement l'alimentation des troupes et peut être considéré comme l'un des ressorts du soldat en campagne. L'addition de sucre et d'alcool en augmente le pouvoir nutritif et tonique.

CAFÉ AU LAIT.

Nous ne dirons rien des prétendus succédanés du café, glands doux, chicorée, etc., substances sans valeur qui ne servent qu'à gâter l'infusion aromatique. Mais nous ne pouvons passer sous silence le café au lait, tant prôné par les uns, tant décrié par les autres, et dont l'usage est si répandu. Disons, sans insister sur l'accusation ridicule de faire naître ou d'entretenir la leucorrhée, que c'est un aliment de valeur, agréable et sain, si ses deux composants, le café et le lait, sont de bonne qualité ; il fait consommer du sucre et du pain, et devient indispensable à nos populations du nord et du nord-est, qui en font presque leur unique aliment. Le malheur est qu'il ne représente, le plus souvent, qu'un mélange de chicorée, de lait écrémé et mouillé, et perd ainsi la plupart de ses propriétés.

Nous n'avons que quelques mots à dire des agents suivants du même groupe, dont l'usage, sauf pour le dernier, est encore chez nous exceptionnel.

LE MATÉ.

Le maté, thé du Paraguay, est utilisé surtout par les populations de l'Amérique du Sud. Il est moins coûteux que le thé et remplit le même but. La plante qui le fournit, l'*Ilex Paraguyanensis*, est un arbrisseau dont la feuille, cueillie pendant plusieurs mois de l'année, est torréfiée, réduite en poudre grossière, d'odeur aromatique pénétrante. La boisson préparée par infusion, sucrée ou non, est absorbée au moyen d'une sorte de chalumeau. Elle contient environ 1,35 % de caféine. Un peu irritante pour l'estomac et l'intestin, dont elle augmente les contractions, elle accélère le pouls et la respiration, stimule le système nerveux et accroît l'aptitude au travail ;

Marvaud lui attribue une action de ralentissement de la nutrition.

COCA.

La feuille de l'*Erythroxilum coca*, arbuste du Pérou, s'emploie desséchée sous forme de chique associée aux cendres de diverses plantes. Elle fait saliver beaucoup, et les mangeurs de coca avalent leur salive. Elle donne, parait-il, une sensation inaccoutumée de force et de surexcitation, et retarde le besoin de manger. Son principe actif est la cocaïne, voisine de la caféine, dont l'introduction récente dans la thérapeutique marque un réel progrès : cet alcaloïde augmente la tension artérielle et, comme les agents précédemment étudiés, surexcite le système nerveux, en manifestant des propriétés antidéperditrices douteuses. L'abus de la coca peut entrainer la dyspepsie, l'ictère, l'insomnie et un marasme mortel.

KOLA.

M. Heckel a beaucoup vanté la semence de kola, qu'il a tenté d'appliquer aux opérations militaires sous le nom de rations accélératrices. Les 15 centigrammes que contient la ration journalière équivaudraient, pour l'effet produit, à 50 centigrammes de caféine, sans doute à cause de l'association de l'alcaloïde à d'autres principes qui agissent dans le même sens. Au sujet de la kola, les opinions les plus contradictoires ont été émises, mais il ne faut tenir compte que des expériences conduites avec méthode. Voici, d'après Pouchet, les résultats obtenus pendant des marches de 60 à 80 kilomètres continuées pendant plusieurs jours : « le pouls s'accélère à peine, le rythme respiratoire n'est pas sensiblement modifié, il ne se produit pas d'essoufflement; la sensation d'effort n'a pas lieu, et, par suite, la fatigue ne se déclare pas; le soldat conserve toute sa gaieté, même pendant la nuit, à la fin d'une journée de marche, alors que le soldat avec la nourriture ordinaire est épuisé et a perdu tout l'entrain des premières heures ». La caféine, qui permet un effort momentané en se prêtant à une sorte d'autophagisme, est appelée, selon G. Sée, à rendre les plus grands services.

CHOCOLAT.

Le chocolat, mélange de cacao et de sucre, est un véritable aliment. La graine du cacaoyer (*Theobroma cacao*), arbre originaire du Mexique et de l'Amérique méridionale, est contenue dans un fruit allongé creusé de sillons longitudinaux, au milieu d'une sorte de pulpe. Le meilleur cacao pour la fabrication du chocolat est le caraque.

On l'additionne de son poids de sucre, d'un peu de cannelle ou de vanille, et malheureusement trop souvent de fécules, d'huiles diverses, et d'éléments étrangers. La graine est préalablement décortiquée et torréfiée. Le cacao contient une matière grasse particulière, le beurre de cacao; une des fraudes les plus communes, et des plus préjudiciables, consiste à l'en priver, en lui substituant un corps gras étranger dont le moindre inconvénient est de rancir rapidement; il contient, en outre, des matières azotées et de la théobromine, isomère de la caféine et de la théine, dont les propriétés diurétiques ont été utilisées (0,5 à 0,8 %).

Le chocolat, qui renferme toutes ces substances, et en plus du sucre, est donc un véritable aliment, ayant, à ce point de vue, beaucoup plus de valeur que le thé et le café. On le consomme associé au lait et au pain, très nutritif, stimulant l'appétit par son arome. Les opinions sont partagées au sujet de sa digestibilité. Un procès récent a attiré l'attention publique sur la composition et la valeur alimentaire d'une spécialité très connue de cacao en poudre. L'inventeur convenait que son procédé de fabrication consistait à soustraire au cacao naturel 20 %

de beurre, et à lui ajouter ensuite 5 % de phosphate de potasse. Si ces affirmations sont sincères, la formule nous paraît rationnelle et conforme aux données générales que nous possédons sur la digestibilité. Le chocolat, en effet, en raison précisément de l'abondance des matières grasses qu'il contient, n'est pas toujours bien digéré par certains estomacs; en retirant l'excès de beurre de cacao, dont l'absence est compensée par l'addition d'un peu de phosphate de potasse, on obtient un aliment plus assimilable et aussi réparateur, à la condition pourtant que la potasse introduite ne soit ni le carbonate de potasse, ni la potasse caustique, mais seulement le phosphate de potasse; cette opinion est partagée par Riche, Gauthier, Dujardin-Beaumetz.

Le cacao entre dans la composition des farines analeptiques dont la plus connue, dans l'alimentation des enfants, est le racahout des Arabes. En voici 2 formules ·

Cacao	4	Cacao	8
Salep	1	Farine de riz	24
Fécule de pomme de terre	8	Fécule de pomme de terre	24
Sucre	8	Sucre	72
Vanille	9	Vanille	1

On prépare, en pharmacie, une foule de chocolats médicinaux, précieux dans la thérapeutique des premières années.

INFLUENCE DE LA TEMPÉRATURE DES BOISSONS.

Les liquides ont une action physiologique variable avec leur température au moment de l'ingestion. Les boissons très chaudes émoussent le goût; les boissons chaudes, beaucoup moins; vers 60 degrés, elles activent plutôt la digestion, stimulent par diffusion et échauffent le corps. Les boissons tièdes, lourdes et fades, ont un effet nauséeux bien connu et amènent facilement l'anorexie et l'atonie gastrique ; ainsi en est-il de la plupart des tisanes, liquides sans valeur dont on gorge habituellement, et bien à tort, les malades. Disons, sans insister, combien est regrettable cet usage, sorte d'expectation, qui ne fait que retarder et gêner l'intervention médicale efficace. Les liquides froids sont bien acceptés, agréables au palais et à l'estomac ; mais l'ingestion en masse, quand l'estomac est vide et le corps en sueur, peut avoir les plus graves conséquences, la mort subite, la péritonite, la pleurésie, la pneumonie, l'indigestion, la diarrhée aiguë, la gastralgie, l'hémoptysie, la dysenterie : on doit les craindre d'autant plus que la chaleur du corps est plus vive, la température du liquide plus basse, l'ingestion plus massive et plus rapide. Il est donc recommandé de prendre les liquides froids par petites gorgées après les avoir un instant réchauffés dans la bouche. Ainsi ingérés, ils sont utiles, s'opposent à l'échauffement excessif qu'on observe dans les épidémies d'insolations, qu'ils peuvent retarder et guérir. De cette observation résulte la recommandation faite aux habitants des villes et des campagnes, de mettre devant leurs portes, pendant le passage de troupes en marche, des récipients où celles-ci puissent s'approvisionner d'eau fraîche. L'usage habituel des liquides glacés ne tarde pas à produire l'atonie et l'ectasie gastriques. L'ingestion des « glaces » servies à la fin des repas copieux et prolongés a pour premier effet réel de suspendre le travail digestif dans tous les points de contact avec l'estomac. La réaction consécutive stimule parfois les fonctions de l'organe gêné par la surcharge alimentaire. Ce moyen, utilisé même avec prudence, n'est pas dépourvu de tout danger. La meilleure température pour l'eau serait de 12 degrés 5 ; pour le vin rouge de 17-19 degrés ; blanc léger 16 degrés ; blanc lourd 8 à 10 degrés ; champagne 8 à 10 degrés ; café 23-26 degrés ; bouillon 38-52 degrés ; lait 16-18 degrés.

CHAPITRE VII

Conditions qui peuvent avoir une influence
sur l'alimentation.

Ces conditions peuvent être ramenées à deux groupes,
celles qui dépendent de l'aliment lui-même et celles qui
dépendent des voies digestives, quelque difficulté qu'il
y ait, dans la pratique, à isoler ces deux éléments.

PRÉPARATION DES ALIMENTS.

Bien peu d'aliments sont consommés à l'état naturel :
la viande, les légumes, beaucoup de fruits, le lait même,
sont ordinairement soumis à la cuisson ; l'œuf gagne beaucoup à être accommodé. Les aliments ont besoin d'être
préparés, c'est-à-dire modifiés par la cuisson et les assai-
sonnements, et présentés sous des formes désirables qui
en assurent la digestion. Larrey aimait à dire que la digestion commence dans la cuisine. L'art culinaire est,
pour la nutrition, un très précieux auxiliaire ; mais cette
ressource est d'un maniement délicat. En effet, toutes les
combinaisons ne sont pas également heureuses, et il n'y
a pas toujours corrélation entre la façon dont elles sont
appréciées par l'organe du goût et reçues par les organes
digestifs. Nous nous contenterons d'exposer sommairement les modes les plus usuels de préparation : la cuisson, qui en est la base, a pour effet général de diminuer

le degré de cohésion et de séparer, par la fonte, une portion des corps gras qui font partie intégrante de la viande à l'état naturel.

LES VIANDES. — VIANDE CRUE.

On mange parfois la viande crue, dont l'emploi répond toujours à un but thérapeutique précis, débilité, diarrhée, etc. C'est à Weiss, de Saint-Pétersbourg, que l'on doit cette excellente méthode. Bien que la diète animale pure fatigue à la longue, l'usage de la viande crue peut, sans inconvénient et avec de réels bénéfices, dominer le régime pendant des périodes prolongées ; le dégoût qu'il inspire au début ne persiste généralement pas. La viande est pulpée, très divisée, roulée en boulettes ou réduite en bouillie, additionnée de croûte de pain râpée, de confitures, de condiments au goût du malade, dissimulée dans un potage, etc. On commence par de petites doses, 50 grammes, par jour en 5 ou 6 fois, et, par additions quotidiennes de 25 grammes, on parvient à dépasser 500 grammes. Le danger des parasites, réellement bien minime avec le bœuf, engage pourtant à lui préférer le mouton, le veau, le poulet. La difficulté réside plutôt dans l'ingestion que dans la digestion qui est facile : la viande crue est un régime essentiellement réparateur. Jessen répartit ainsi la digestibilité des viandes : la viande de bœuf crue demande, pour être digérée, 100 unités de temps, la viande à moitié cuite 122, à moitié rôtie 133, très rôtie 155.

VIANDE ROTIE.

Le rôtissage est le mode culinaire à recommander : il donne un aliment irréprochable, jouissant de toutes ses propriétés nutritives, savoureux et digestible. Le feu vif coagule l'albumine à la surface et forme une coque qui s'oppose à la déperdition des sucs et de l'osmazone. Mais il est toujours utile de ne pas rester au-dessous du degré de cuisson qui tue les germes du centre de la viande, 80 à 100°, et de ne pas dépasser cette température sous peine de ravir à l'aliment une partie de sa succulence et de sa digestibilité. L'ancien procédé du rôtissage à la broche l'emporte beaucoup sur le rôtissage au four : les viandes gagnent d'ailleurs, sous le rapport de la légèreté, à n'être ni marinées, ni piquées. Le veau rôti est excellent, quoique moins nutritif ; le gigot de mouton est légitimement recherché : le suc, reçu au moment de la coupe, sur une assiette chauffée et absorbé par de la mie de pain constitue un supplément de mets très réparateur, tandis que le jus de la cuisson mélangé de graisse est, au contraire, assez indigeste. Les côtelettes sont fort estimées, débarrassées toutefois de leur graisse et de leur bordure fibreuse. La chair très compacte du porc exige une cuisson prolongée ; celle de l'agneau, molle et tendre, est un aliment léger. Les volailles sont un mets de choix, tendre, convenant aux estomacs les plus délicats, avec certaines restrictions pourtant : engraissées artificiellement, elles sont trop grasses et de moins bonne digestion : âgées, elles sont coriaces ; nous avons déjà signalé la différence de valeur qui sépare les gallinacés des palmipèdes et des oiseaux aquatiques imprégnés d'huile.

VIANDE GRILLÉE.

Le grillage est une variété de rôtissage moins appréciée ; il est surtout applicable aux morceaux de peu d'épaisseur, aux poissons, etc.

VIANDE BOUILLIE.

La viande bouillie cède à l'eau la plupart de ses principes nutritifs ; elle a une valeur, en général, insignifiante, inégale suivant le mode de préparation : celui que Viel a indiqué permet d'obtenir une viande moins ruinée et un bouillon assez substantiel. « La coction vulgaire, dit G. Sée, n'épuise nullement le pouvoir alimentaire du bouilli ; l'addition usuelle des herbes fraîches, de sel, de quelques condiments, la conservation de la graisse, suffisent pour lui restituer la sapidité, et peut être la digestibilité. » Bien des hygiénistes s'inscrivent en faux contre cet optimisme, et tous les commentaires scientifiques n'empêcheront malheureusement pas le bouilli national d'être insipide, filandreux, lourd et peu réparateur. Le poisson au contraire, s'accommode à merveille de ce traitement qui en relève la fadeur naturelle, grâce aux condiments.

CUISSON EN VASE CLOS.

On doit à la cuisson en vases clos les viandes braisées, imprégnées, attendries par l'évaporation de leurs propres sucs, mets de valeur et de facile digestion. Les ragoûts, mélanges où dominent les épices et les corps gras, sont indigestes, et les sauces au vin, piquantes et autres, doivent inspirer la défiance : la blanquette de veau, agneau, poulet, peut faire exception.

FRITURES.

Les fritures sont le plus souvent indigestes, plus ou moins selon le corps gras employé ; la graisse de rognon, le saindoux, sont défavorables, la graisse de pot-au-feu, l'huile, le beurre, donnent des fritures estimées qu'il est bon d'égoutter complètement et de débarrasser de l'excès de graisse. Les hachis sont nourrissants, mais lourds, altérables, suspects ; les quenelles bien faites ne méritent pas ce reproche.

PRÉPARATIONS CULINAIRES QUI ONT LES LÉGUMES POUR BASE.

On ne consomme guère à l'état brut que le cresson ; d'autres végétaux crus, les salades, exigent un assaisonnement, et sont plutôt au nombre des aliments indigestes, surtout si on pousse trop loin l'usage des condiments. Aussi, les estomacs délicats n'en useront-ils qu'avec modération ; à plus forte raison renonceront-ils aux salades de pommes de terre, haricots, lentilles, betteraves, etc....

CUISSON A L'EAU.

La cuisson à l'eau désagrège les parties fibreuses, ramollit celles qui sont pulpeuses et féculentes ; cette modification, qui en favorise l'utilisation, enlève à beaucoup de végétaux la sapidité ; on y supplée par l'addition de corps gras, sucre, sel, sauces qui en relèvent, en outre, le pouvoir alibile. Les corps gras, qui ont quelques inconvénients, ne seront employés qu'avec mesure, et le beurre sera toujours préféré.

PURÉES.

Les purées sont de bonnes préparations ; écrasées et tamisées, elles sont très assimilables, de valeur différente, suivant qu'elles proviennent de légumes herbacés ou de féculents.

FRITURES.

Les légumes frits, dit Fonssagrives, sont des éponges de corps gras, et des éponges que la coction à feu nu a rendues sèches, dures et indigestibles. Les beignets ont, à la fois, les défauts de la friture et les inconvénients de la pâtisserie. Il faut user modérément de ce mode de préparation, inférieur à presque tous les autres.

FRUITS.

Les fruits sont, pour la plupart, consommés à l'état naturel, quelquefois secs, ou cuits dans leurs sucs, sucrés, beurrés et aromatisés, en beignets, compotes, confitures. Ils sont, sous toutes ces formes, bien acceptés par l'hygiène.

USTENSILES CULINAIRES.

A la question des préparations culinaires se rattache celle des ustensiles dont le choix n'est pas indifférent. Ils sont en bois, en métal ou en poterie.

EN BOIS.

Ceux-ci suffisent à recevoir les matières sèches, mais leur porosité les rend impropres à d'autres usages ; ils s'imprègnent facilement des liquides, les laissent fermenter, deviennent répugnants et dangereux. Il en est de même, soit dit en passant, des hachoirs si universellement répandus et que remplaceraient avec avantage des plaques de marbre.

EN FER.

Le fer-blanc, le fer battu, la fonte, sont relativement moins employés, bien que d'un usage inoffensif, à cause de la saveur atramentaire qu'ils communiquent aux aliments, et de la rouille qui les envahit. Émaillés ou étamés, ils reprennent tous leurs avantages. Aux termes de l'ordonnance du 15 juin 1862, l'étamage doit se faire à l'étain pur, mais cette prescription n'est que trop rarement appliquée, et il faut toujours craindre le mélange du plomb.

EN CUIVRE.

Le cuivre est d'un bon usage et inspire à tort la défiance ; il a la réputation de relever la succulence des préparations culinaires, à cause de son homogénéité et de sa conductibilité parfaites. Nos pères l'utilisaient en grand. Toutefois, il faut se garder d'y laisser refroidir aucun mets et prendre soin de leur entretien : la propreté est d'ailleurs toujours de rigueur en art culinaire. Le cuivre étamé est meilleur encore, car il supprime les incertitudes et les appréhensions que n'ont pas dissipées les expériences de Galippe et de Toussaint. La présence de notables proportions de sels de cuivre dans les aliments préparés dans les vases de ce métal est toujours le résultat de la négligence, et si nous pensons avec Würtz, Gautier, Brouardel, que ces sels ne déterminent que rarement des accidents mortels, ils sont loin d'être inoffensifs et tout au moins irritants pour les voies digestives.

ÉTAIN ET ÉTAMAGE.

L'étain mériterait la préférence de l'hygiène, sans la mollesse et la malléabilité du métal. Aussi ne figure-t-il dans les ustensiles courants que sous forme d'enduit protecteur, rarement exempt de plomb, malheureusement. Sur 124 échantillons d'étain destinés à l'étamage, le laboratoire municipal n'en a trouvé que 28 purs de mélange. C'est ce qui fait le danger des conserves contenues dans les boîtes dont l'enduit n'est pas exempt de plomb : Gautier évalue de 2 à 27 milligrammes par kilog. la quantité de ce métal dissoute. Schutzemberger et Boutmy en ont rencontré bien davantage au contact des parois. On ne saurait donc trop approuver l'initiative du conseil d'hygiène de la Loire-Inférieure réclamant la soudure extérieure des boîtes de conserves.

Le danger du plomb se présente à nous sous les formes les plus variées : toiles cirées blanches, eaux de Seltz artificielles, eau circulant dans des conduites de plomb neuves, pain cuit au four chauffé avec du bois peint à la céruse, braises chimiques, bouteilles rincées à la grenaille, papiers dits d'étain, verre des carafes, etc. L'étain lui-même n'est pas à l'abri de tout soupçon et se combine avec les conserves de façon à produire quelques accidents gastro-intestinaux signalés par Ungar et Bodlœnder : le protochlorure de ce métal, employé quelquefois en pâtisserie pour la fabrication du pain d'épices, a été dénoncé comme toxique et démontré tel par Riche. Les conserves de tomates ont donné lieu quelquefois à de semblables constatations. Gautier a appelé l'attention, en 1888, sur la vente d'un produit destiné à étamer le cuivre et qui n'est autre que du nitrate de mercure très concentré.

La fonte et le fer émaillés ne sont recommandables que quand ils ne sont pas fendillés. Les vases de zinc sont mauvais, les vases d'argent et de nickel sont inoffensifs.

LES POTERIES.

L'usage des poteries est très commun en raison de leur bas prix. On remédie à leur porosité par des enduits dont beaucoup sont suspects, notamment les jaunes et les verts, obtenus au sulfure de plomb et au cuivre oxydé. Peyrusson en a signalé le danger. De plus, dans les vases anciens, les fermentations sont rapides, parce que les ferments s'accumulent dans les fissures de l'émail, quelquefois accompagnés de microbes pathogènes. On peut en faire l'essai rapide au point de vue du plomb, par un procédé indiqué par Herbelin.

La loi allemande en interdit la vente.

DIGESTIBILITÉ DES ALIMENTS.

On définit la digestibilité la propriété de fournir à l'économie la plus grande somme d'éléments réparateurs avec le moins de travail digestif possible.

L'homme vit de ce qu'il digère, non de ce qu'il mange ; aussi la digestibilité de l'aliment prime-t-elle son pouvoir alibile. Ces deux propriétés sont bien distinctes, quelquefois réunies, souvent opposées. Aussi une classification rationnelle, si elle était actuellement possible, devrait-elle prendre la digestibilité pour base. La clinique et l'observation pourraient seules lui venir en aide, car cette condition échappe à tous les calculs et à toutes les prévisions théoriques ; l'analyse même ne fournit aucun des éléments du problème.

Les tables de digestibilité de Beaumont n'ont pas une valeur décisive ; son Canadien atteint d'une fistule gastrique n'était pas dans une situation normale ; d'ailleurs la digestion gastrique n'est qu'un temps de la digestion complète, peut-être le moins important. On peut en dire autant des expériences de Gosse, qui vomissait à volonté et a pu se rendre compte du degré de dissolution gastrique de beaucoup d'aliments. Au point de vue de la digestion gastrique seule, ces tentatives fournissent d'utiles, quelquefois d'inexplicables renseignements. Dans les expériences de Beaumont, le riz, les pieds de cochon bouillis, les tripes, se trouvent sur la même ligne ; les œufs frais, la morue bouillie, la choucroute crue, les pommes crues ont un pouvoir de solubilité gastrique égal. Dans celles de Gosse, les résultats s'écartent moins des prévisions et confirment les données de l'expérience pratique usuelle. Richet, Herzen, n'ont pas été beaucoup plus heureux dans leurs recherches et n'en ont tiré aucune conclusion. Que dire de celles de Lallemand, Braun, Londe réduits à expérimenter sur des malades atteints d'anus contre nature ? Le premier de ces auteurs a pu tirer de ses observations les conclusions suivantes, utiles à connaître :

S'il est vrai que les substances alimentaires les plus animalisées sont celles qui nourrissent davantage, il ne s'ensuit pas qu'elles sont plus promptement digérées. Au contraire, le travail de la digestion est d'autant plus long et plus pénible que, sous un volume donné, l'aliment contient plus de matériaux nutritifs. Les aliments ne sortent pas de l'estomac dans l'ordre suivant lequel ils ont été introduits. Ce ne sont pas ceux qui sont le plus altérés par la digestion qui en sortent les premiers, ce sont ceux qui, contenant peu de matériaux alimentaires, sont réfractaires aux forces digestives.

L'étude de la digestibilité des aliments est donc à refaire entièrement, et la méthode à trouver, car l'examen du contenu stomacal extrait par la soude n'a de valeur que relativement à la digestion gastrique et l'expérimentation sur les animaux n'est pas suffisante.

Sont considérés comme digestibles les liquides alimentaires, les substances demi-consistantes ou aqueuses, la viande dite ressuée; comme indigestes, les aliments très concentrés et très gras ou compacts. Tels sont les fromages, œufs durs, gros morceaux de viande, pâtisseries grasses et sucrées.

L'assimilation est souvent indépendante de la digestion gastrique, à laquelle l'intestin peut suppléer dans une large limite. Les aliments le plus complètement assimilés sont la viande, les œufs, le fromage, le lait chez les enfants. Les hydrates de carbone s'assimilent bien s'ils n'ont pas d'enveloppe insoluble; le pain blanc mieux que celui de seigle ou de son. Dans les végétaux, c'est de l'hydrocarbone surtout qu'on profite. Ce n'est pas à eux qu'il faut demander l'azote, car si l'albumine animale est d'assimilation facile, il n'en est pas de même de l'albumine végétale; ce fait est plus facile à constater qu'à expliquer.

Quand on veut favoriser la digestion intestinale chargée de suppléer l'estomac fonctionnellement supprimé, l'expérience apprend qu'il faut choisir une alimentation composée surtout d'œufs, de lait, de viande crue, de beurre : sinon beaucoup de substance restera inutilisée (Dujardin-Beaumetz).

COHÉSION. TEXTURE. VOLUME.

La digestibilité d'un aliment est généralement en raison inverse de sa cohésion : aussi les viandes jeunes et adultes sont-elles mieux utilisées que celles des animaux âgés : le poulet est préférable au porc, la viande plus digestible que les légumes, et que les légumes crus surtout, qui n'arrivent jamais à l'estomac dans un état suffisant de division : le pain rassis est plus digestible que le pain frais ou chaud. Pour une raison analogue, le volume joue un rôle important et l'aliment le plus léger deviendra pesant s'il arrive à l'estomac en trop grande quantité à la fois. Les boissons même ne doivent pas être ingérées en abondance, surtout au début du repas, sous peine de diluer à l'extrême les sécrétions gastro-intestinales. La surcharge alimentaire est un obstacle à l'évacuation du chyme vers l'intestin et transforme peu à peu le ventricule gastrique en une pôche inerte vis-à-vis de son contenu.

NUTRITIVITÉ.

On doit considérer comme nourrissants les aliments qui, par rapport à leur poids et à leur volume, fournissent la plus grande quantité de principes nutritifs (viandes, œufs); qui de plus sont supportés par l'estomac en quantité marquée sans provoquer trop promptement le sentiment de la satiété (G. Sée).

REPAS : RÉGULARITÉ, DURÉE.

Les aliments restent dans l'estomac environ 3 heures;

à l'état normal, il doit être vide au bout de 7 heures. Ce temps n'est augmenté que par une nourriture excessive ou un mauvais estomac. Dans la fixation des repas, interviennent les habitudes personnelles, les coutumes locales, les exigences individuelles d'appétit, de position sociale, souvent en opposition réelle avec les besoins de l'estomac. Les Grecs faisaient trois repas par jour dont un principal, au milieu du jour, séparant avec beaucoup de raison deux périodes d'activité physique. Les Romains faisaient de fréquentes collations, mais un seul repas substantiel dans la soirée. Les anciennes habitudes françaises prescrivaient trois repas : une collation le matin, un déjeuner substantiel à midi, un repas plus léger le soir. Dans les villes il en est souvent autrement, et la préoccupation des affaires répartit l'alimentation en deux repas, l'un à onze heures, l'autre à six heures, par exemple, également copieux et pris à la hâte, habitude regrettable, qui impose aux organes l'élaboration d'un nouveau repas avant la digestion complète du précédent. Dans les classes aisées et dans des conditions plus normales, on fait volontiers quatre repas en France, cinq et souvent plus en Angleterre. C'est tomber dans l'excès inverse. Cette digestion permanente impose au tube digestif un effort continuel, car il y a peu de différence, à ce point de vue, entre un repas et une collation.

Quant aux enfants, à cause de la moindre capacité de leurs voies digestives et de leur activité organique, ils doivent, par des repas plus fréquents, faire face aux dépenses de leur développement physique. On leur permet quatre repas à peu près également espacés.

Une collation et deux repas réparateurs suffisent, mais sont nécessaires à l'adulte : le matin, de bonne heure, le thé, café au lait, chocolat, qui viennent à point pour utiliser les sécrétions gastriques préparées par le repos de la nuit; deux autres repas séparés par un intervalle de huit heures, celui du soir pas trop rapproché du moment du sommeil et plus sobre que celui du matin.

La régularité des repas est une condition désirable.

Sans lui attribuer chez l'homme sain autant d'importance que chez le malade et le convalescent, il faut la rechercher sans en exagérer la valeur et la pratiquer sans servitude.

La quantité d'aliments — que nous étudierons dans le chapitre du Régime de l'adulte — varie avec les tendances individuelles, l'âge, la profession, l'appétit, l'état de la nutrition. La ration insuffisante a des inconvénients qu'il n'est pas nécessaire de développer : elle est heureusement assez rare, en dehors des expériences du laboratoire. Les prouesses des jeûneurs nous ont permis d'apprécier, jusqu'à un certain point, la durée du temps pendant laquelle l'homme peut, par exception, résister à la privation de nourriture ; les observations sur les aliénés pas plus que les précédentes n'ont de valeur réelle dont on puisse tirer parti. De nombreux faits tendent à prouver que l'adulte ne survit guère plus de 8 à 12 jours à l'abstinence complète, et de 3 semaines, avec usage de l'eau. Le plus souvent les inanitiés reviennent assez vite, avec des transitions bien ménagées, au régime ordinaire, et se remettent rapidement.

Beaucoup plus souvent, le régime pêche par excès. Les résultats en sont *immediats*, sous forme de pesanteurs, indigestions *a crapula* ; ou *éloignés*, et caractérisés par la dyspepsie, l'ectasie gastrique, la goutte, l'obésité, les hémorrhoïdes, les congestions. A l'exemple d'Apicius, qui introduisit à Rome l'usage grossier du vomitorium, et mourut d'indigestion, il convient d'opposer les hommes que Suétone honorait, comme Auguste, du nom de *minimi cibi*, et le souvenir classique de Cornaro, qui vécut 104 ans en ne prenant par jour que 570 grammes de nourriture solide et 540 grammes de vin. En réalité, on mange trop, et les excitations de la gourmandise, si favorables à la digestion par la variété qu'elles impriment à la forme des aliments, ont l'inconvénient de tenter le désir et de faire dépasser la limite de la faim satisfaite. Le temps nécessaire à la digestion n'est pas exactement proportionnel à la quantité d'aliments : ainsi l'estomac qui digère en

5 heures 100 grammes de viande, n'en dissout que 70 grammes dans le même temps s'il en a reçu 200 à la fois; au bout de 10 heures il en reste encore 90 grammes. Il faut 15 heures pour digérer le tout. Nous avons dit aussi qu'une alimentation exclusivement végétale ou animale prédispose à la dyspepsie.

La *durée* des repas est un des éléments les plus importants d'une bonne digestion. On mange trop vite : les morceaux avalés à la hâte ne font que traverser la bouche, et, sans être imbibés de salive, s'accumulent dans l'estomac distendu.

Ainsi en est-il dans la plupart de nos établissements scolaires, où sous prétexte de sobriété, on risquerait de compromettre les fonctions de l'estomac sans la résistance exceptionnelle de cet organe chez les adolescents. Peut-être s'en aperçoit-on plus tard. Il faut manger avec lenteur. C'est avec une lenteur calculée de la préhension qu'on arrive à guérir beaucoup de dyspepsies rebelles à tout autre moyen ; et c'est grâce à cette méthode que les Trappistes arrivent à utiliser au maximum leur maigre régime, et les paysans leurs aliments grossiers, sinon malsains.

MASTICATION. ÉTAT DES DENTS.

Une bonne utilisation de la nourriture suppose l'intégrité de tous les organes chargés de l'élaborer, et l'exécution complète des fonctions qui incombent à chacun d'eux. C'est à ce titre qu'il faut mentionner la mastication, qui est rarement suffisante. L'hygiène alimentaire se préoccupe des dents et des soins de la bouche, et en recommande la surveillance dès l'enfance, de 6 à 12 ans surtout, époque d'éruption des dents permanentes. Sous ce rapport, les maisons d'éducation de tout ordre ont un rôle à remplir trop souvent négligé; c'est à peine si le temps matériel nécessaire est accordé. Il faut se laver la bouche le matin et après chaque repas, se frotter les dents avec une brosse douce imbibée d'un liquide un peu antiseptique, — à l'exclusion des poudres, qui raient l'émail et ouvrent la porte à la carie et aux affections des gencives.

Le matin, le brossage entraîne les débris épithéliaux de l'enduit buccal; après le repas, les parcelles alimentaires dont la putréfaction concourt à la carie des dents et à la fétidité de l'haleine. Nous ne pouvons que regretter l'usage du rince-bouche écarté de nos tables par on ne sait quel caprice de la mode. La bouche est un milieu de prédilection pour nombre de microbes indifférents et pathogènes qui s'accommodent volontiers de sa température, de son humidité, d'un apport régulier de matières fermentescibles.

Des rechutes de maladies graves (pneumonie), des caries dentaires étendues consécutives à la fièvre typhoïde, etc., trouvent leur explication dans la négligence des soins de la bouche.

Normalement, la salive est alcaline; de là l'indication de s'opposer à tout ce qui peut la rendre acide et capable d'attaquer l'émail : les sucreries en particulier y contribuent. Il y a grand intérêt, pour le choix de l'antiseptique, à savoir si la salive est alcaline ou acide. Dans les maladies, elle subit la fermentation ammoniacale ou devient acide par l'abondance des débris épithéliaux : l'emploi du tournesol renseignera. Le milieu alcalin est favorable au développement des microbes, le milieu acide propre à celui des champignons inférieurs, du muguet en particulier. Les indications hygiéniques découlent naturellement de ces remarques.

Thomas, connu par ses études sur les dentifrices, pense, avec Miller, qu'à l'état normal il faut s'adresser pour l'entretien de la bouche à l'acide thymique au 1/2500°, qui est presque aussi antiseptique que le sublimé sans en avoir les dangers. Il recommande le mélange suivant :

Acide thymique. 0ᵍʳ,25
Acide benzoïque.. . . . .   5ᵍʳ.
Teinture d'eucalyptus . . . .   15ᵍʳ.
Alcool . . . .   100ᵍʳ.
Essence de menthe 0ᵍʳ,75

dont il suffit de verser quelques gouttes dans un verre d'eau jusqu'à apparition du trouble ; on laissera la brosse dans une solution analogue dans l'intervalle des lotions.

L'eau de Botot, les préparations de menthol, etc., plus agréables au goût, rendront les mêmes services.

APPÉTIT.

Le meilleur stimulant de l'appétit est le travail : l'ennui qu'engendre le repos alanguit les fonctions. La femme, généralement oisive, a moins d'appétit que l'homme, mange par caprice et choisit souvent mal ses aliments.

Sans être indispensable, le désir des aliments en facilite la digestion ; un mets souhaité, dit-on avec un peu d'exagération, est déjà à moitié digéré. L'appétit varie avec l'état de santé, la position sociale : il vient en mangeant, dit-on ; cela est facile à expliquer : les premières bouchées entraînent les débris épithéliaux, les saburres qui enduisent la langue, et mettent à nu les papilles du goût. Le brossage préalable aurait la même action : on le conseille d'ailleurs, avec raison, dans beaucoup d'états d'anorexie.

L'emploi bien dirigé des apéritifs a aussi son utilité : les substances auxquelles on accorde ce nom appartiennent presque toutes à la classe des amers qui, en réalité, relèvent le goût et tonifient l'estomac. L'état des voies digestives en règle l'usage : l'eau de rhubarbe, la macération de quinquina, de gentiane, de quassia ; l'infusion de houblon, de centaurée sont préférées avec raison aux amers alcoolisés, vermouth, alcool d'absinthe, etc.... Ce qui explique la vogue de ces derniers, c'est une sorte de gastralgie en miniature que détermine au contact de la muqueuse gastrique, l'alcool en dilution concentrée. On ne tarde pas à s'apercevoir que ces soi-disant apéritifs diminuent l'appétit.

L'appétit dépend aussi du climat, de la saison; il est plus développé en hiver qu'en été, dans les climats froids que dans les régions chaudes. L'altitude a le même effet que la latitude : l'air des montagnes est apéritif, celui des plaines basses et paludiques cause l'anorexie.

L'air de la mer développe l'appétit jusqu'à dépasser quelquefois le but recherché, à cause de l'action, démontrée par Ch. Richet, de l'oxygène sur les sécrétions de l'estomac. Les distractions, les satisfactions du goût et de l'odorat sont aussi des stimulants de la fonction.

EXERCICE. — SOMMEIL.

La gymnastique avant le repas, l'exercice modéré, la promenade à pied au grand air après, facilitent la digestion. Pourtant certains dyspeptiques ont besoin de repos dans le décubitus, et cette précaution est recommandée dans l'ulcère de l'estomac. L'équitation et les secousses qu'elle entraîne sont plutôt à éviter, comme, en hiver, l'immobilité au coin du feu, source de congestions pour les vieillards surtout. La tendance à la somnolence est naturelle quand l'estomac est surchargé, il faut y résister : il suffit d'une lutte de quelques instants. Hippocrate résumait une partie de l'hygiène alimentaire dans cet aphorisme : « Ne pas manger trop, ne pas s'exercer trop peu. » C'est donc manquer à cette prescription, toujours utile, que de s'endormir, ou, au contraire, de se livrer au travail intellectuel, ou à la lecture en sortant de table. On a adopté cette règle dans la plupart des écoles en plaçant, avec à-propos, une récréation d'une 1/2 heure après chacun des repas. Le bain dans les 2 heures qui suivent n'est pas toujours inoffensif; il faut s'en abstenir, mais on peut, sans inconvénient, manger dans l'eau. Le coït, dans le cours de la digestion et surtout dans les premiers moments, a une influence très fâcheuse que partage l'onanisme. Un travail intellectuel excessif, le surmenage physique retentissent profondément sur les fonctions digestives. On mange mal quand un exercice pénible vient de dépasser la limite des forces. Les médecins de l'armée savent apprécier exactement l'état de fatigue des troupes en passant dans les chambres au moment du repas des hommes, au retour d'une manœuvre ou d'une marche prolongée; si l'exercice a diminué l'appétit au lieu de le stimuler, c'est que l'effort demandé aux hommes a dépassé la mesure. Ce n'est, en somme, que le premier degré de l'embarras gastrique de surmenage, dont les formes graves prennent la physionomie de la fièvre typhoïde (auto-intoxication de Peter). La cessation de l'activité brusquement substituée à une vie de labeur prédispose à la dyspepsie, par suite de l'ennui.

INFLUENCES D'ORDRE NERVEUX.

Les causes morales passent avec raison pour exercer une influence de premier ordre sur la digestion, par un mécanisme encore obscur, il est vrai, auquel le centre régulateur soupçonné de cette fonction, capable d'excitation ou d'inhibition, n'est pas étranger. De cet ordre, sont les émotions morales de toute nature, gaies ou dépressives; l'hystérie où l'anorexie atteint des limites invraisemblables; la grossesse avec son cortège de bizarreries (perversion du goût, pica, malacia, boulimie, etc.); les préoccupations, l'habitude de manger seul, la nostalgie, la crainte, le chagrin. l'envie, la jalousie, l'ambition déçue, l'amour contrarié, l'uniformité du régime, etc.... Réciproquement les troubles digestifs retentissent sur l'état mental, et les dyspeptiques, tout le monde le sait, sont enclins aux tristes pensées.

LE CORSET.

Nous ne pouvons terminer ces considérations sans accorder une courte mention au corset, dont la constriction exagérée apporte la plus grande gêne à l'expansion et au mouvement de rotation de l'estomac plein sur sa petite courbure. Il trouble la sécrétion des glandes, gêne même la satisfaction de l'appétit, et abaisse le foie et le rein par son intermédiaire. Il faut en déconseiller l'usage aux jeunes filles, quand il dépasse les fonctions d'un appareil légèrement contentif. Les ceintures de pantalon serrées à la taille sont à rapprocher de la « prison de baleines » et seront remplacées avec avantage par les bretelles élastiques. Les veilles prolongées, les excès de plaisirs sont encore des influences morbigènes auxquelles il est recommandé de se soustraire.

LE TABAC.

On l'étudie toujours en hygiène alimentaire, à cause de ses effets indirects sur la nutrition.

On a vu la poudre à priser, autrefois enveloppée de feuilles de plomb, causer à la longue des accidents saturnins.

L'usage de « l'herbe à la reine », chez les fumeurs novices, produit le vertige avec pâleur, vomissements, dont l'accoutumance seule évite le retour.

Les divers modes d'usage de ce singulier condiment déterminent, à la longue, chez les grands tabagiques, l'anorexie, le pyrosis, l'état saburral; une pharyngite sèche très gênante; plus rarement l'épithélioma labial ou lingual. Chez ceux qui en usent modérément, on observe plutôt une stimulation des voies digestives qui relève de l'action bien connue du tabac sur les contractions péristaltiques. Pourtant, d'après Pouchkine, en augmentant la quantité de suc gastrique, il en diminue l'acidité et la richesse en présure.

Le danger du tabac, qu'on s'est plu à exagérer, arrive au maximum quand on contracte l'habitude de fumer dès le jeune âge, avant la fin du développement; dans un local confiné, déjà saturé de tabac, comme les cafés; quand, à l'abus de la nicotine, on ajoute un travail cérébral excessif, des passions, des émotions morales dépressives et les autres abus. On observe alors, chez les jeunes gens, la pâleur, les souffles anémiques, les palpitations, la dyspepsie : la paresse intellectuelle chez les adultes, les intermittences et le ralentissement du cœur, l'angine de poitrine, troubles que Brouardel attribue à un réflexe parti de l'estomac, une amblyopie particulière avec scotôme central, pouvant aboutir à une cécité complète temporaire. Les accidents que nous venons d'énumérer disparaissent vite avec la cause.

EFFETS DE LA FUMÉE DE TABAC SUR LES ALIMENTS.

Bourrier s'est rendu compte des effets de la fumée de tabac sur les viandes de boucherie. Aussi bien cette étude n'est pas sans application pratique, depuis la création de brasseries où s'étalent à nu, sur des comptoirs, des victuailles prêtes à la consommation. Or, la viande prend, dans ces conditions, une odeur vireuse, et cause, chez le chien, des douleurs abdominales vives, des évacuations alvines, le stertor et la mort. A l'autopsie, on trouve des signes d'entérite. Les effets sont obtenus, même après intervention d'une préparation culinaire.

ÉNUMÉRATION DES CAUSES DE LA DYSPEPSIE.

Comme corollaire de ce chapitre, nous décrirons les causes de la dyspepsie dont nous empruntons à Beau la classification.

Ingesta. — Aliments insuffisants (misère physiologique) ou surabondants, altérés, mal préparés (abus ou privation de sels et de condiments), trop uniformes, mal mastiqués et insalivés. Repas irréguliers. Boissons abondantes aux repas et dans leur intervalle. Apéritifs alcooliques. Usage prolongé des eaux minérales, des médicaments.

Circumfusa. — Endroits bas et humides. Paludisme. Chaleur de l'été. Vapeurs toxiques. Tabac.

Applicata. — Corset.

Excreta. — Défaut d'équilibre entre la puissance digestive et l'abondance des pertes. Salivation des fumeurs.

Gesta. — Excès de travail. Équitation. Professions stables.

Position assise permanente avec flexion du tronc en avant. Fatigues nocturnes.

Percepta. — Passions tristes.

Causes mécaniques. — Coups, chutes sur le creux de l'estomac.

CHAPITRE VIII

Voies d'introduction des aliments
et modes d'alimentation.

La voie buccale peut devenir impraticable, d'une façon temporaire ou définitive : chez le nouveau-né, par suite de débilité, de bec de lièvre ; chez l'adulte, par des lésions qui mettent obstacle à la préhension, à la mastication, comme la paralysie des lèvres, du voile palatin, les opérations sur la langue et les maxillaires, les coups de feu qui les ont plus ou moins mutilés, le rétrécissement ou l'oblitération du pharynx (cas de Marcellin) ; l'inconscience du sujet, l'anorexie, le dégoût, la révolte de l'estomac commune chez les phtisiques et les hystériques ; le refus systématique de nourriture observé dans les manies dépressives, etc....

CHEZ LE NOUVEAU-NÉ.

Chez le nouveau-né, on a recours au gavage à la sonde, dont nous aurons l'occasion d'indiquer le mode d'emploi, ou aux injections nasales du Dr Henriette (de Bruxelles). Celles-ci sont également utiles à connaître. Ce médecin découvrit ce procédé en poussant une injection dans les fosses nasales pour les désobstruer. Il fut

surpris de voir le liquide passer dans l'estomac sans déterminer de suffocation, et sur onze enfants débiles qu'il
traita de cette manière, il en conserva sept. Le liquide
bien dégluti ne pénètre jamais dans les voies aériennes,
même si l'enfant crie; une petite quantité s'écoule sur la
langue et provoque les mouvements naturels de succion.

CHEZ L'ADULTE.

Chez l'adulte, on porte directement les aliments dans
l'estomac à l'aide du tube semi-rigide que Debove a substitué à l'appareil entièrement souple de Faucher. Si
l'oblitération des voies supérieures est totale, on n'a
d'autre ressource que la gastrostomie, aujourd'hui parfaitement réglementée. Enfin, si l'estomac par suite d'une
contractilité excessive, n'accepte aucun aliment, si
quelque néoplasme en intercepte la communication avec
les portions sous-jacentes du tube digestif, on a la ressource du gavage, des lavements nutritifs et de la gastro-
entéro-anastomose. Nous passons sous silence, comme des
curiosités dénuées d'intérêt pratique, l'alimentation par
la voie des bronches, du tissu sous-cutané, des veines,
du péritoine.

GAVAGE ET SURALIMENTATION.

Le gavage de l'adulte est entré dans la pratique usuelle
depuis les observations de Debove, les travaux de Broca
et Wins, Pennel, de Dujardin-Beaumetz : il est basé sur
ce fait, démontré par Debove, qu'il n'y a pas de corrélation nécessaire entre l'appétit et l'intégrité des fonctions
digestives et que l'estomac peut fonctionner normalement,
alors qu'un dégoût violent fait repousser toute alimentation. Il s'applique au traitement de la maigreur, de la
tuberculose et de l'anorexie hystérique, et comprend le
gavage proprement dit et la suralimentation. On surali-

mente au moyen des poudres diverses de viande, de lait, avec la fécule soluble, les peptones, le glucose, directement assimilables, qui introduisent, sous un faible volume, des aliments très nutritifs. On gave au moyen du tube de Debove, long cylindre de caoutchouc rendu rigide dans une portion peu étendue et munie d'un entonnoir, par lequel on introduit du lait, des œufs, du bouillon, de la viande crue râpée, des poudres de viande et de légumes, de la poudre de lait, de la fécule soluble. Des tuberculeux jusque-là voués à l'expectation, c'est-à-dire à l'abandon, voient, même à une période où la guérison ne peut plus être espérée, diminuer leurs sueurs, se restaurer leurs forces, tomber leur fièvre, leur expectoration se modifier et aussi leurs signes stéthoscopiques. Quelques-uns guérissent. Les hystériques, les déments parviennent, avec le gavage, à traverser des périodes critiques et recouvrent la santé. Le progrès réalisé est immense. L'introduction du tube provoque, pendant les premières séances, un peu d'appréhension et de dyspnée : il suffit de rassurer les malades et de leur montrer qu'ils peuvent très bien respirer; l'habitude supprime rapidement cette angoisse qu'on peut diminuer beaucoup, d'ailleurs, par l'usage interne du bromure de potassium et les badigeonnages cocaïnés. On peut, au moyen du gavage, continuer le régime lacté lorsque le dégoût l'a rendu impossible : on ajoute au lait la poudre de lait dont 120 grammes représentent 1 litre. La fécule soluble, que Debove recommande pour le traitement de la dyspepsie, de l'ulcère de l'estomac, de la diarrhée rebelle, est obtenue en portant l'amidon à une haute température pendant plusieurs heures.

LES LAVEMENTS NUTRITIFS.

Il se peut que, par suite d'ulcérations pharyngées, de dysphagie absolue, de vomissements incoercibles, les voies supérieures deviennent inaccessibles : les lavements nutritifs constituent alors l'unique ressource. Ils ont été employés de tout temps : Rufus d'Éphèse, contemporain de l'empereur Trajan, les conseillait déjà. Plus près de nous, A. Paré utilisait souvent les lavements composés de bouillon de poule, de gélatine et de vin pur. Aran et Fonssagrives avaient fait entrer dans leur pratique journalière l'alimentation indirecte, dont l'efficacité n'est plus mise en doute. Les lavements nutritifs ne sauraient, à vrai dire, entretenir indéfiniment la vie ; mais, pendant *plusieurs mois*, ils peuvent remplacer l'ingestion stomacale interrompue ou insuffisante. On leur a objecté le pouvoir digestif nul ou très limité du gros intestin : l'opinion contraire a été soutenue. Il est probable que les sucs non utilisés dans les voies supérieures descendent en partie dans la région iléo-cæcale, et y viennent, pour ainsi dire, au-devant des lavements nutritifs ; ce qui est incontestable, c'est que ceux-ci sont absorbés. Il est indiqué, d'ailleurs, de réduire au minimum le travail du gros intestin, en constituant ces lavements avec des substances déjà digérées, prêtes à l'absorption comme les peptones, très bien absorbées par l'intestin, ainsi que l'ont démontré les expériences de Leube. Les formules sont assez variées. Voici celle de Henninger, conseillée par Daremberg : Mettre dans 2 litres d'eau additionnée de 12 cent. cubes d'acide chlorhydrique pur du commerce et de 2 grammes de pepsine, 400 grammes de viande hachée de veau ou de bœuf, sans graisse ; faire digérer à 45° pendant 24 heures, filtrer, neutraliser avec une solution de carbonate de sodium concentrée à 100° ; réduire le liquide à 1 litre, filtrer de nouveau et ajouter 50 grammes de sucre. On peut faire la même opération avec 6 blancs d'œufs. Leube, qui a introduit dans la thérapeutique les lavements de chair pancréatique, emploie 500 grammes de viande hachée, 1/5 de pancréas de veau frais et 200 grammes d'eau tiède, et injecte en plusieurs fois. La formule de Flint ne diffère de la précédente que par la substitution du pancréas du bœuf à celui du veau. Daremberg, avec des lavements de peptone, de viande et d'œufs, a nourri pendant plusieurs mois des tuberculeux qui ne toléraient ni liquides ni solides. Ces lavements sont bien supportés si on les fait précéder de l'introduction, dans le rectum de 4 à 5 gouttes de laudanum dans un peu d'eau. On peut utiliser aussi les lavements de lait digéré par la pancréatine. Le gros intestin absorbe assez péniblement les graisses. Celles de l'œuf pourtant, d'après Ewald, Eichorst, sont absorbées, si on ajoute 1 gramme de sel marin par œuf.

G. Sée ne croit pas que l'alimentation exclusive par le rectum puisse dépasser 5 semaines. Beaunis et Bouchard vont jusqu'à 35 jours, Daremberg jusqu'à plusieurs mois. Il y a là une grande latitude qui permet d'attendre le retour des fonctions normales quand il s'agit d'anorexie ou de vomissements incoercibles. Dans le cancer, il ne faut demander à cette méthode qu'une survie de quelque temps et une atténuation aux atroces souffrances de la mort par inanition.

CHAPITRE IX

Régime du nouveau-né, de l'enfant, de l'adulte et du vieillard.

L'alimentation de la première enfance offre un exemple de l'aliment complet, le lait. L'enfant n'étant « qu'un tube digestif desservi par des organes » la question du Régime domine toute l'hygiène du premier âge.

RÉGIME DU NOUVEAU-NÉ.

L'allaitement est naturel ou artificiel.

Dans l'allaitement naturel, l'enfant prend directement sa nourriture au sein de sa mère ou d'une nourrice. Rien, dit Tarnier, ne peut le remplacer. L'estomac de chaque mammifère est plus apte qu'aucun autre à coaguler le lait de son espèce (Pouchet). Quelques circonstances peuvent en contre-indiquer l'usage ou le rendre impossible : en dehors de là il est aussi utile, physiologiquement, à la mère qu'à l'enfant. Celui-ci y rencontre un aliment qui se modifie chaque jour suivant ses besoins et les exigences croissantes de son développement.

LA NOURRICE.

A défaut de l'allaitement maternel, il faut recourir

une nourrice, dont le choix est assez délicat : la vigueur de la constitution, un embonpoint modéré, une taille assez élevée, des cheveux bruns, des dents saines, la peau blanche, les seins volumineux, veinés, sphériques ou piriformes, à bouts bien formés, telles sont les qualités qu'on se plaît à exiger d'une bonne nourrice : les femmes maigres et jeunes passent pour moins bonnes laitières. Il est bon d'ajouter qu'aucun des caractères ci-dessus énumérés n'a de valeur absolue : ainsi en est-il de la couleur des cheveux et de l'état des dents : il y a d'excellentes nourrices parmi les blondes qui auraient, paraît-il, une sécrétion plus abondante, peut-être un peu plus aqueuse : des femmes quelque peu atteintes de carie dentaire peuvent aussi offrir de sérieuses qualités. Donné considère les rousses comme peu recommandables, tandis que Vernois et Becquerel vont jusqu'à accorder quelque avantage au lait des femmes de constitution faible : il faut admettre alors que la proportion absolue des éléments du lait ne remplit pas le principal rôle. En réalité, le meilleur réactif de la qualité de la nourrice est l'enfant qu'elle présente, — quand il n'est pas emprunté à une autre. — Il faut se souvenir aussi, à propos du volume des seins, qu'il peut être presque uniquement constitué par du tissu adipeux. Le mamelon doit être souple, proéminent, bien formé, laissant jaillir le lait à la moindre pression. L'âge du lait doit se rapprocher de celui de l'enfant, et la nourrice être complètement débarrassée des suites de couches. Uffelmann donne le procédé suivant pour apprécier rapidement le lait d'une nourrice :

Réaction au tournesol. Lactodensimètre. Évaporation d'une quantité connue pour doser le résidu sec. Traiter le résidu par alcool et éther qui dissolvent la graisse, et laissent protéine, sucre et sels. Précipitation par alcool absolu, filtrage, évaporation; reprise par l'eau du résidu, et dosage du sucre par la liqueur de Fehling, dont 140 parties répondent à 1 de sucre. Incinération du résidu laissant les sels.

RÉGIME DE LA NOURRICE.

Le régime alimentaire de la nourrice influe beaucoup sur l'abondance et la qualité de son lait. Il ne demande, contrairement à un préjugé répandu, aucune prescription particulière, quoiqu'il soit indiqué pourtant de s'abstenir de choux, oignons, ail et épices. Il pèche le plus souvent par excès, donne la diarrhée au nourrisson, engraisse à l'excès la nourrice et la prédispose au retour précoce des règles. Un changement brusque et radical dans l'existence matérielle est préjudiciable à la fonction : la plupart des sujets passent, sans transition, d'une vie laborieuse et d'un régime à prédominance végétale, à l'inaction et à la nourriture carnée. Il en résulte un accroissement des éléments solides du lait et surtout de la graisse, au grand désavantage du nourrisson. Un défaut de nourriture aurait, naturellement, des effets plus fâcheux encore. Ces restrictions faites, la nourrice doit avoir le régime de tout le monde, et nous ne connaissons guère d'aliments ou de boissons galactogènes. Il ne faut accepter qu'avec réserve les récits de Muller et d'Anderson rapportant qu'en Chine et à la Jamaïque les femmes deviennent nourrices à volonté. Il va sans dire que si nous refusons aux boissons toute propriété spéciale, il n'en est pas moins indispensable d'en surveiller la quantité et la qualité. Un demi-litre de vin coupé d'eau, un litre de bière de bonne qualité suffisent ; l'usage des boissons alcooliques donne au nourrisson la diarrhée, l'agitation nocturne, l'épilepsie toxique, les convulsions. L'absinthe est surtout convulsivante ; il en passe dans le lait environ 1/2 0/0. Foville, Féré, Burlureaux admettent l'identité de l'éclampsie et de l'épilepsie de la première enfance, et la clinique semble leur donner raison.

Il importe peu de connaître exactement la quantité de lait qu'une nourrice est capable de sécréter ; il suffit de savoir qu'il est assez abondant et bon. Le lactoscope de

Donné, d'emploi facile, rend des services : Tarnier le regarde comme très précieux pour apprécier le lait d'une nourrice ; il repose sur ce principe que l'opacité du lait est en rapport direct avec la proportion de beurre qu'il contient ; deux grammes de liquide suffisent pour l'expérience : le lait de femme marque 50 à 60 degrés. Le procédé du docteur Hélot (de Rouen) est plus simple encore, mais très approximatif : on recueille du lait du milieu de la tétée, et on le compare, au compte-gouttes, au même volume d'eau distillée : le bon lait donne 55 gouttes contre 50 d'eau. Répétons-le : le seul réactif est l'enfant. S'il demande souvent le sein et l'abandonne presque aussitôt avec des cris de colère, c'est qu'il ne trouve rien ; si, le repas terminé, il laisse l'excédent de lait ruisseler sur les lèvres, c'est qu'il est satisfait. En le pesant, on se rend compte exactement de la quantité ingérée.

INFLUENCE DE LA MENSTRUATION.

Le retour des règles influe-t-il beaucoup sur la lactation? C'est probable, malgré beaucoup d'exceptions. Au moment de choisir une nourrice, on pourrait y trouver un motif légitime d'exclusion. De fait, pendant les règles, le lait, loin de devenir plus séreux, diminue et acquiert plus de matériaux solides, en perdant du sucre. L'altération persiste, atténuée, entre les époques ; pendant leur durée, l'enfant s'accroît moins et paraît digérer moins bien, et la mère est soumise à une double cause d'affaiblissement qui l'oblige souvent à cesser de nourrir. Si la perte du sang est insignifiante, irrégulière, à retours éloignés, si l'enfant ne paraît pas en souffrir, il vaut mieux conserver la nourrice réglée que de s'exposer au changement de lait et de soins.

DU RÉGIME.

INFLUENCE DE LA GROSSESSE.

L'influence de la gestation est encore mal connue. Budin ne croit pas qu'elle puisse nuire. Vernois et Becquerel ont trouvé, au troisième mois, un accroissement des principes solides du lait, beurre et sucre ; Bouchut et Archambault ont constaté le contraire ; nous pensons que jusqu'au sixième mois, cette influence est négligeable ; au delà, la grossesse est, pour la nourrice, une cause d'affaiblissement qu'il vaut mieux éviter ; il en est de même des excitations génésiques, de toute cause de surmenage, de l'hystérie. Les influences morales, frayeur, colère, chagrin, préoccupations, ne peuvent être que fâcheuses et se traduisent, pour l'enfant, par des signes allant du malaise léger aux maladies les plus graves. Une nourrice gaie, insouciante, méritera toujours la préférence, et ce n'est pas le moindre avantage des paysannes que le calme et l'indifférence inaltérables qu'on leur connaît, si pourtant cela ne va pas jusqu'à la négligence des soins indispensables.

CONTRE-INDICATIONS A L'ALLAITEMENT.

On considère comme contre-indications à la lactation : les accidents fébriles relevant d'une infection générale, la scrofule, la tuberculose, l'anémie, l'épilepsie, le phlegmon mammaire double ; et il importe de se souvenir que bien des médicaments, l'arsenic entre autres, passent dans le lait.

Une mère syphilitique doit nourrir elle-même son enfant. Un changement de nourrice n'est pas préjudiciable à l'enfant, bien au contraire, si la seconde lui offre des conditions meilleures que la première.

PRINCIPES DE L'ALLAITEMENT.

Le nouveau-né ne reçoit qu'un aliment, le lait, pendant une année quelquefois, sept mois au moins. Il faut le mettre au sein dès que la mère a pris un peu de repos, quelques heures après la naissance, pour favoriser la montée du lait et façonner le mamelon. Si la montée du lait ne s'effectuait qu'au troisième ou quatrième jour, il faudrait y suppléer par du lait de vache coupé de 3/4 d'eau tiède sucrée à 50 grammes par litre. L'eau édulcorée, l'eau de fleurs d'oranger, qu'on a coutume de donner aux nouveau-nés, provoquent le vomissement. Le vin blanc, le sirop de chicorée sont, à plus forte-raison, condamnables.

Si l'enfant n'est pas trop débile, il convient de régler les tétées dès la deuxième semaine, en laissant à la digestion le temps de s'accomplir entre deux repas, sous peine de voir survenir les vomissements caillebottés, la dilatation de l'estomac, l'entérite, démontrés par Fleichmann. Les chiffres suivants représentent la capacité gastrique à différents âges :

1re semaine..	46 cent. cubes.	3e mois...	140 cent. cubes.
2e — ..	72 à 82 cent. c.	5e — ...	260 —
3e — ..	80 à 92 —	6e — ...	375 —

L'habitude de donner le sein à tout propos est blâmable, car le cri n'est pas uniquement l'expression de la faim. La durée de la digestion est de 1 h. 3/4. Il faudra donner le sein toutes les deux heures pendant le jour, et deux fois la nuit, puis toutes les trois heures dès le troisième mois, et une fois la nuit; à partir du cinquième mois, toutes les quatre heures la journée et cesser la nuit; quelle que soit l'époque, la durée de la tétée ne dépassera pas un quart d'heure, car la succion inutile favorise les gerçures et les abcès.

Il ne faut jamais secouer l'enfant qui vient de boire. Si le lait est trop riche, ainsi qu'il arrive souvent quand l'âge de la sécrétion dépasse beaucoup celui de l'enfant, il faut espacer les repas, le lait étant d'autant plus léger qu'il a plus séjourné dans les mamelles; il y prendrait même, à la longue, par un phénomène inexpliqué de résorption, les caractères du colostrum.

La quantité quotidienne de lait ingérée varie avec l'âge du nourrisson. Le tableau suivant, d'après le docteur Second, en établit la progression :

AGE DE L'ENFANT	NOMBRE DE TÉTÉES	POIDS DE CHAQUE TÉTÉE	QUANTITÉ PAR JOUR
		Gr.	Gr.
1er jour.	10	5	50
2e —	10	15	150
3e —	10	40	400
4e —	10	55	550
Du 5e au 30e jour.	9	70	650
2e mois.	6 à 7	100	700
3e —	6 à 7	120	840
Du 4e au 9e mois.	6 à 7	140	980

Au huitième mois, après l'éruption des premières dents, tout en continuant à prendre le sein, l'enfant peut recevoir des bouillies à la farine de froment ou d'avoine, du tapioca, des potages gras ou maigres, des panades, progressivement, en commençant par quatre à cinq cuillerées par repas. Le régime azoté, œufs, poissons, viande, ne commencera qu'à l'apparition des canines.

Les enfants dormeurs, pendant la première semaine, ne se nourrissent pas assez et diminuent de poids; il faut les surveiller; on pèsera l'élève tous les huit à dix jours; cette mesure devrait être appliquée à tous les enfants. Nous empruntons au docteur Sutils le tableau suivant, qui permet d'apprécier les proportions et la régularité avec lesquelles l'accroissement doit s'effectuer :

MOIS	POIDS MOYEN	ACCROISSEMENT EN POIDS PAR MOIS	ACCROISSEMENT EN POIDS PAR JOUR	LONGUEUR	ACCROISSEMENT EN LONGUEUR PAR MOIS
		Gr.	Gr.	Cm.	Cm.
0	3 k.	»	»	49	»
1	3.750	750	25	53	4
2	4.450	700	23	56	3
3	5.100	650	22	58	2
4	5.700	600	20	60	2
5	6.250	550	18	62	2
6	6.750	500	17	63	1
7	7.200	450	15	64	1
8	7.600	400	13	65	1
9	8.000	400	13	66	1
10	8.350	350	12	67	1
11	8.700	350	12	67.50	1
12	9.000	300	10	68	0.5
13	9.300	300	10	»	»
15	9.550	250	8	»	»
16	9.800	250	8	»	»
17	10.050	250	8	»	»
18	10.300	250	8	»	»
19	10.500	200	6.5	»	»
20	10.900	200	6.5	»	»
21	10.900	200	6.5	»	»
22	11.100	200	6.5	»	»
23	11.250	150	5	»	»
24	11.400	150	5	»	»

Le nouveau-né diminue de poids pendant 2 ou 3 jours ; au 7e jour, il a regagné son poids initial, et vers le 10e le dépasse de près de 100 grammes (Budin).

ALLAITEMENT ARTIFICIEL : SES RÈGLES.

Quand la mère manque de lait et ne peut prendre une nourrice sur lieu, il faut se résigner à recourir à l'allaitement mixte ou à l'allaitement artificiel. Ce n'est qu'un expédient, mais surveillé par la mère il est bien préférable

DU RÉGIME.

à l'élevage par une nourrice à la campagne. Les statistiques de la mortalité en font foi. D'ailleurs, l'allaitement à la campagne n'est souvent qu'un allaitement artificiel affranchi de toute surveillance. Les enfants nourris au biberon donnent, en bloc, une mortalité de 6 à 7 fois plus élevée que les enfants nourris au sein. Toutefois, bien surveillé, l'allaitement artificiel ne donne pas d'aussi mauvais résultats. Il doit se placer dans des conditions qui le rapprochent, pour la composition, la quantité, la température, de l'allaitement naturel. La nourriture directe par un animal est impraticable : la chèvre seule s'y prête, mais son lait s'éloigne beaucoup trop du lait humain. Nous donnons ici un tableau de la composition comparative des laits des espèces animales utilisables, mise en regard de celui de la femme.

NATURE	DENSITÉ	EAU	M. FIXES	CASÉINE	ALBUMINE	BEURRE	SUCRE	SELS
Femme.	1050	881.64	118.56	27.146	15	52.65	52.45	1.80
Anesse.	1054	900.08	99.92	20.77	15.5	20.55	59.61	4.51
Brebis..	1040	827.11	172.29	55.02	17	62.21	42.80	7.65
Chèvre.	1050	872.51	127.49	49.47	15.11	49.44	41.91	6.56
Jument.	1055	907.50	92 50	20	14	14.52	47.52	4.04
Vache..	1052	867	155	56	12	40	50	7

Ce tableau montre qu'aucun lait ne ressemble au lait de femme. Celui qui s'en éloigne le moins est le lait d'ânesse. Mais la composition chimique ne suffit pas. Par ordre de digestibilité, il faut placer en tête ceux de jument, d'ânesse ; viennent ensuite ceux de vache, de chèvre et de brebis. Les globules gras du lait de femme sont sûrement dépourvus d'enveloppe, tandis qu'on ne saurait l'affirmer pour les autres. La digestibilité tient, en outre et surtout, à la façon dont se comporte la caséine vis-à-vis du suc gastrique : les laits de femme, d'ânesse, de jument, donnent sous l'influence de la présure, un précipité caséeux en fins flocons, tandis que les autres, ceux de vache et de chèvre surtout, précipitent un caillot volumineux, compact, lent à se dissoudre. Avec le tableau précédent, on peut se rendre compte de ce qui manque à chacun.

Le lait, avant d'être consommé, devra donc subir une préparation. On l'administrera à l'aide d'une cuillère, d'un verre ou du biberon : ce dernier a l'avantage d'une ingestion lente et régulière qui rappelle l'allaitement naturel, d'un séjour de quelque durée dans la bouche et d'une succion qui favorisent l'insalivation. L'éponge, le nouet de linge ne doivent être cités que pour être absolument proscrits. Les biberons à long tube de caoutchouc, d'un entretien difficile, exposent aux irritations du tube digestif. Le modèle du Dr Rougeot, gradué, pourvu d'un thermomètre, indique les quantités à donner, par jour et à chaque tétée, pendant les 5 premiers mois ; on peut le suspendre au cou de la nourrice, ou au-dessus du berceau, pratique habituelle en Russie. Il est dépourvu de rainures et d'angles, ce qui en facilite le nettoyage. Tout cela est bien, mais ne vaut guère mieux que le flacon de volume approprié le plus simple, garni d'une tétine. Budin a imaginé un galactophore très ingénieux qui s'applique sur un flacon quelconque : c'est un bouchon en caoutchouc traversé par 2 tubes accolés, l'un plus gros pour l'écoulement du lait, l'autre plus étroit pour la rentrée de l'air. Un tube en caoutchouc, à rondelle plate en os, complète l'appareil. L'air rentre lentement et l'écoulement du lait n'est pas trop rapide.

Il est superflu de dire que le breuvage sera donné tiède ; que si on se sert du lait de vache, il en faudra donner plus que de lait de femme ; qu'il y aura tout avantage à mélanger le lait de plusieurs animaux, contrairement à un préjugé fort répandu ; que les récipients en verre où le liquide doit être conservé, seront placés dans un local frais et souvent échaudés, et qu'on ne recourra à l'ébullition que dans le cas de doute, si léger qu'il soit, sur la stérilité du lait.

LAIT HUMANISÉ.

Le lait de vache est, avec raison, le plus communément employé, et du reste le seul pratique, additionné de sucre. Quand il faut s'adresser au commerce et qu'on a des doutes sur la qualité du produit, on a recours au lait *stérilisé* par les procédés que nous avons exposés, et particulièrement par le chauffage discontinu et la méthode de Sohxlet : ainsi conduite, la stérilisation détruit la plupart des germes, et aurait même pour effet de diviser la caséine et de s'opposer à la coagulation en masse. Le lait stérilisé est encore un agent thérapeutique précieux dans le traitement des troubles digestifs. On en peut rapprocher le lait *humanisé* de Vigier, préparation plus connue en Angleterre qu'en France : c'est du lait de vache de bonne qualité dont on a retiré l'excès de caséine, par la présure, dont on arrête l'action, quand il en est temps, par l'élévation ou l'abaissement de la température : on stérilise ensuite à 118°. Au-dessus de cette température, le lait prendrait la couleur jaune et le goût de cuit. D'après son inventeur, le lait humanisé ne cause ni diarrhée, ni indigestion, et se coagule dans l'estomac en caillots fins, comme le lait humain. Les difficultés pratiques qui entourent l'application de cette méthode suffisent à la mettre hors de la portée du public : il serait d'ailleurs nécessaire de changer souvent la proportion conservée de caséine pour faire face aux besoins croissants. D'aussi minutieuses précautions ne semblent possibles qu'au laboratoire.

COUPAGES DU LAIT.

Dans la pratique, on a simplement recours aux coupages ; Parrot ne les admet pas, en désaccord avec la plupart des médecins, qui réservent le lait pur aux élèves de quelques mois ; ils sont indiqués quand apparaissent les vomissements ou qu'on trouve des grumeaux blancs dans les selles. Ils se font avec l'eau pure sucrée et bouillie, aérée par le battage; exceptionnellement avec les décoctions d'orge dans le cas de diarrhée, d'avoine dans la constipation. L'eau de Vichy est inutile; l'eau panée est sans valeur. Le tableau suivant indique la progression à suivre :

AGE DE L'ENFANT	QUANTITÉ DE LAIT	QUANTITÉ D'EAU SUCRÉE A 50 GRAMMES PAR LITRE
1re semaine..........	1 partie.	3 parties.
2e et 3e semaines......	1 —	2 —
4e semaine à 2 mois....	1 —	1 —
3e et 4e mois.........	2 —	1 —
5e et 6e mois.........	3 —	1 —
6e mois à 1 an........	4 —	0 —

GAVAGE.

Quelques enfants débiles, nés longtemps avant terme, sont trop faibles pour se nourrir au sein ou à la cuillère; on a recours alors au gavage préconisé par Tarnier. On se sert, dans ce but, d'une sonde uréthrale en caoutchouc rouge n° 14 ou 16, fixée sur un bout de sein artificiel de Bailly, qui forme entonnoir, et contient, dans sa portion cylindrique, 8 grammes de lait, ration maxima pour un repas. La sonde est portée au fond de la gorge de l'enfant, qui l'avale sans trop de difficultés; il suffit de l'enfoncer de 15 centimètres. En cessant de pincer la sonde, le lait coule dans l'estomac. Il faut retirer brusquement l'instrument pour éviter les régurgitations : 8 grammes de lait par heure suffisent. La sonde doit être souvent lavée à l'eau bouillie, ou boriquée à 4 %. Il survient parfois un œdème d'hypernutrition qui nécessite l'interruption du gavage. On obtient, avec la combinaison du gavage et de la couveuse, de véritables résurrections, et on sauve 20 % des enfants débiles nés même à 180 jours.

LE SEVRAGE.

Le sevrage est la cessation de l'allaitement pour une nourriture plus substantielle qu'il faut accorder graduellement, sans dépasser le pouvoir digestif. Il est difficile de préciser exactement l'époque la plus opportune; elle varie avec les sujets, et dépend surtout de l'évolution dentaire. On peut la fixer entre 15 et 18 mois. Pratiqué trop tôt, le sevrage expose l'enfant à recevoir des aliments qu'il est encore incapable d'élaborer, et lui donne l'aspect vieillot, triste, la face ridée, le ventre proéminent que chacun connait. Il ne faut pas confondre la bouffissure avec l'état d'embonpoint. Le sevrage est nuisible avant 12 mois; il faut attendre que l'enfant ait 16 dents et profiter de l'intervalle qui sépare 2 séries d'évolution, éviter les périodes de dérangement quelconque de la santé et la saison chaude. Si on est obligé de sevrer pendant l'été, il faut prescrire le lait stérilisé, à l'exclusion de tout autre aliment (Vinay). « Le pain, la viande, les légumes, le vin, l'alcool, le café seront sévèrement proscrits. » On ajoutera au lait peu à peu des œufs, du bouillon, des biscuits, des farines diverses.

Que dire de la nourriture purement artificielle des nouveau-nés, au moyen du lait condensé, qu'on accuse de favoriser le rachitisme; du mélange crémeux préconisé par Biedert, composé de 2 parties d'eau et d'une partie de crème; d'autres mélanges où la caséine est remplacée par l'albuminate de potasse; des farines lactées, etc., sinon qu'ils ne doivent, en aucun cas, remplacer le lait. Bouchut a recommandé la mixture suivante : un jaune d'œuf, un peu de blanc, 15 grammes de beurre de cacao, 300 grammes d'eau sucrée; peu d'enfants, croyons-nous, se trouveront bien de cette combinaison chimique; il y en a bien peu, par contre (s'il s'en trouve), qui refusent le lait. Nous proscrivons, sans restriction, dans l'alimentation des nouveau nés, les farines lactées ou autres. Qu'elles puissent venir en aide à la nourrice au bout de quelque temps, quand l'enfant est déjà robuste et que son alimentation lactée est d'autre part assurée, cela est possible, mais elles n'ont pas un avantage très marqué. Vouloir les substituer à la nourriture naturelle, c'est oublier que l'enfant ne possède pas encore dans sa salive, pendant la première année, le ferment saccharifiant indispensable à la digestion des amylacés. Que d'enfants meurent d'athrepsie et d'inanition pour n'avoir reçu qu'un mélange lacté qui a du lait à peine la couleur et ne donne que l'illusion d'un aliment! Nous en avons vu des exemples que l'ignorance excuse, mais le médecin doit s'attacher à les rendre de moins en moins fréquents.

Voici, d'après Altheer, la moyenne relative de l'accroissement des poids avec les divers modes d'alimentation :

```
Enfants nourris au sein. . . . . . .   7 gr. 2 par jour.
   —       —    au lait de vache.. .   2 gr.       —
   —       —    au lait condensé. .   1 gr.       —
   —       —    à la farine Nestle..  0 gr. 5     —
```

Nous empruntons à Uffelmann le tableau suivant des rations alimentaires selon les âges :

AGE.	ALBUMINE.	GRAISSE.	HYDROCARBONE.
1 an 1/2	42,5	35	100
2 ans	45,5	36	110
3 —	50	38	120
4 —	53	41,5	135
5 —	56	43	145
8 à 9 ans	60	44	150
12 à 13 ans	72	47	245
14 à 15 —	79	49	270

Avec le lait, qui suffit à tous les besoins pendant la première année, la nature pourvoit au développement de tous les organes ; elle montre ainsi dans quelles proportions on doit associer l'azote et l'hydrocarbone. C'est seulement en la copiant que l'alimentation artificielle arrive à quelques résultats, et quelques tâtonnements, qu'explique la constitution individuelle, sont indispensables.

L'organisme en voie de croissance consomme relativement plus de substances azotées et dégage plus d'acide carbonique que l'organisme adulte ; il reçoit des quantités d'albumine plus considérables, en partie retenues, en partie éliminées. La portion décomposée est, suivant Camerer, plus grande que chez l'adulte. Sohxlet, avec plus de vraisemblance, estime que la portion fixée l'emporte, au contraire. La graisse est utile au développement du système nerveux ; les hydrates de carbone, qui pourvoient au besoin de chaleur, s'opposent, en outre, à la destruction des albumines et des graisses, mais le rapport des divers éléments doit être déterminé avec soin, sous peine de provoquer des troubles de nutrition. Les sels sont encore plus nécessaires aux enfants qu'aux adultes pour les progrès de l'ossification : ils doivent porter le poids du squelette de 450 grammes (nouveau-né) à 12 kilos (adulte). Un excès de sels détermine des troubles par difficulté d'élimination : le nouveau-né qui en reçoit quotidiennement 1 gr. 740 n'en retient en effet que 0 gr. 477. L'insuffisance de chaux aboutit au rachitisme ; cette constatation en indique le traitement.

L'enfant a besoin de plus d'aliments, relativement, que l'adulte qui n'a pas à s'accroître, mais seulement à s'entretenir. Il faut toujours les lui présenter sous la forme la plus assimilable, en tenant compte de sa fragilité et de ses fonctions incomplètes. Il faut savoir aussi que les organes ne s'accroissent pas simultanément et uniformément, mais pour ainsi dire successivement : ainsi, le poids des muscles, qui est de 625 grammes à la naissance, est de 30 kilos chez l'adulte, soit 50 fois plus, tandis que le poids total, pendant la même période, n'est multiplié que par 18. La graisse, l'eau, les sels, l'albumine surtout favorisent le développement du système musculaire.

LE RÉGIME DEPUIS LE SEVRAGE JUSQU'A TROIS ANS.

La variété, si utile à l'adulte, est moins indispensable à l'enfant dont la nourriture peut, sans inconvénient, être très uniforme. Le lait avec un seul condiment, le sucre, suffit jusqu'au sevrage; plus tard, jusqu'à trois ans, c'est encore le lait associé au pain blanc, à l'œuf, à un peu de viande, à quelques légumes très cuits et à deux condiments : le sucre et le sel, ce dernier surtout. Sevrage ne veut pas dire suppression du lait, bien au contraire. Jusqu'à trois ans, au moins, le régime de l'enfant se composera surtout de laitage et d'œufs sous toutes les formes; de bouillies semi-liquides, dont le lait reste le substratum; de biscuit ou de pain de gruau trempé dans le lait; de mélanges de bouillon et de lait, de crèmes à la farine de riz, de bouillon avec jaunes d'œufs additionnés de gruau; d'œufs à la coque peu cuits, de lait cuit avec la farine de cacao privée de sa matière grasse, excellent aliment qui contient 17,26 0/0 de substance azotée et encore assez de graisse. Les repas seront au nombre de quatre : le premier dès le lever, à sept ou huit heures, composé de soupe au lait, potage, bouillie, cacao au lait; déjeuner, vers onze heures ou midi, de soupe et d'un peu de viande, si l'enfant a des dents, et pour varier, de poisson, de blancs de poulet, d'œufs à la coque, brouillés, etc., avec quelques tranches de pain rassis et un peu de dessert; vers trois ou quatre heures, collation composée d'une tartine de beurre ou de confiture, de pain sec ou additionné de chocolat; dîner, vers six heures, comprenant une soupe, un peu de viande, de légumes très cuits ou en purée, ce dernier repas moins copieux que le déjeuner. Comme boisson, de l'eau rougie, jamais de vin pur, de café, de thé. A dix-huit mois, les enfants digèrent bien la viande crue pulpée, bien choisie, qui a l'avantage de prévenir ou de combattre la diarrhée. Il nous semble préférable, pourtant, de réserver cette prescription au traitement de la débilité, du rachitisme, des maladies intestinales, mais il faut toujours donner la prédominance aux substances azotées dans la ration du jeune âge.

LES BOUILLIES, FARINES LACTÉES DIVERSES ; LEUR VALEUR.

Les bouillies sont d'un usage courant ; nous ne parlerons que des plus employées en indiquant brièvement leur valeur nutritive. On comprend dans cette classe des mélanges de diverses farines, de pain, de biscuit avec l'eau, le lait, le sucre, le bouillon. La protéine s'y trouve à l'état de protéine végétale, moins facilement assimilable que la protéine animale, défaut compensé par la caséine du lait, lorsque cet aliment s'y trouve. Les hydrates de carbone y figurent à l'état d'amidon, dont la prédominance est à éviter, car cette altérable substance, — d'autant moins saccharifiée que l'enfant est plus jeune, — gêne en outre la digestion de l'albumine qui lui est associée. La farine d'avoine est plus azotée que celle de froment ou d'orge et contient les principes nutritifs dans des proportions qui la rapprochent du lait de vache. C'est ce qui explique son succès ; malheureusement, elle contient encore trop d'amidon.

La bouillie Liebig ne contient pas d'amidon, mais elle est trop riche en graisse, n'offre qu'une albumine végétale, et des sels en proportion défavorable ; elle est même d'une préparation compliquée.

Les farines de Nestlé, de Cham, de Faust, de Schuster, sont d'un prix élevé, préparées avec soin, et d'une finesse extrême. Mais elles sont très altérables, et doivent être conservées à l'abri de l'humidité, dans des récipients hermétiquement clos. Dans toutes, il y a excès d'amidon et insuffisance de graisse ; la protéine y est végétale et les proportions relatives ne sont pas celles de la nature. Tous ces aliments ont donc une valeur inférieure à celle du lait de vache, demandent des organes digestifs déjà robustes, et ne conviennent guère avant la fin de la

2ᵉ année. Il en est de même de l'Arrow-root, qui contient 82 % d'amidon et plus de protéine, mais sous forme de légumine.

LE RÉGIME DE 3 A 6 ANS.

A partir de la 3ᵉ année jusqu'à 6 ans, quand la dentition est terminée et que les organes digestifs sont plus résistants, on peut utiliser, avec beaucoup de prudence, la plupart des aliments du régime ordinaire, le pain blanc, le beurre, le fromage frais, les œufs, soupes aux biscottes, potages, jus de viande, poissons, volailles, viandes rôties ou grillées, légumes bien cuits, d'abord séparés de leur enveloppe. On évitera ceux à consistance dure ou élastique, riches en cellulose, amidon, acides organiques, sucre; le pain chaud ou trop frais, le pain bis acide et gênant l'utilisation de l'azote par sa teneur en son, les fruits verts, à écorce dure, les champignons, les épinards, la salade verte, les choux, les pommes de terre en trop grande quantité, les sucreries et pâtisseries, les truffes, le gibier faisandé, les conserves, la charcuterie, les épices, le café, le thé, le vin pur, la bière forte, qui nuisent par l'excitation d'un système nerveux fragile encore et très impressionnable.

DE 7 A 15 ANS.

De 7 à 15 ans, les affections digestives deviennent rares; la résistance et le développement des organes diffèrent peu de ce qu'ils sont chez les adultes; on peut en emprunter le régime, en se conformant aux principes généraux que nous avons énoncés. Vers 11 ans, la taille croît rapidement, le régime doit être plus azoté encore. De même vers la puberté, en raison du besoin d'exercice, du développement musculaire, des exigences physiologiques nouvelles, la quantité des albuminoïdes aura besoin d'être accrue pour seconder l'effort de la nature. Plus encore à ce moment que précédemment, il faut laisser de côté le sucre, l'amidon, la cellulose, les épices, éviter surtout les boissons alcooliques, et demander la vigueur au régime animal, à la viande rouge, au pain plutôt qu'aux soupes qui, avec l'apparence de l'alimentation substantielle, ne donnent que l'illusion de la faim satisfaite. Les jeunes filles pourront, avec ces précautions, prévenir ou atténuer les effets de la chlorose si fréquente à cette période de transformation.

Le tabac sera absolument interdit aux adolescents : c'est, en effet, le moment de l'apparition de l'hypertrophie cardiaque de croissance, avec son cortège de palpitations, de céphalée et de dyspnée. L'usage du tabac, par son action funeste sur le cœur et le système nerveux, ne peut qu'aggraver cet état, qui, par lui-même n'est pas sans danger.

Nous avons fait allusion déjà à l'importance des soins de la bouche dans l'hygiène de l'enfance : Pietkievicz, Galippe, Magitot, s'en sont particulièrement occupés. La carie dentaire est souvent précoce, gène la mastication, entretient l'insomnie, et épuise les nerfs. L'extraction ne doit pas être pratiquée à la légère : elle prive l'enfant de ses moyens de division des aliments, au moment où il en a le plus besoin, favorise le retrait des arcades dentaires, la déviation et la fragilité des dents permanentes, et l'inflammation des gencives. Le travail intensif aggrave la carie : le fait est admis par Martin, Magitot, Lucas-Championnière. On ne peut remédier à cette situation que par des soins précoces, quotidiens, le traitement avec conservation des dents cariées. Un service obligatoire d'inspection de la bouche dans les écoles, rendrait les plus grands services. La prophylaxie consisterait à diminuer le travail exigé, à assurer la restitution du phosphate de chaux, dépensé en grande quantité par le fonctionnement cérébral. Pratiquement, on accorde une certaine valeur, dans ce sens, au pain noir et à la farine d'avoine, à laquelle les Écossais devraient leurs dents remar-

quables. Acceptons cette remarque sans lui donner plus
de portée qu'elle n'en mérite.

LE RÉGIME DE L'ADULTE.

D'après les recherches de Payen, un adulte de 74 kilogrammes perd par jour, par la respiration et les excré-
tions :

```
Azote. . . . . . . . . .    20 grammes
Carbone.. . . . . . . .    310    —
Eau.. . . . . . . . . .   2550    —
Sels . . . . . . . . . 25 à 30    —     (dont 15 de Nacl)
```

Théoriquement, il suffit de lui restituer ces quantités,
mais le problème est beaucoup plus complexe.

En effet, il ne suffit pas d'introduire dans l'organisme
une proportion déterminée d'azote et de carbone : il faut
tenir compte de la forme, qui a la plus grande influence
sur la valeur nutritive. Toutes les albumines ne sont pas
également assimilables, et parmi elles il en est qui, tout
aussi riches en azote, ne donnent lieu à aucune réparation (albuminoïdes non protéiques). Si on s'en tenait uniquement à la formule chimique, on en viendrait à préférer l'albumine végétale à l'albumine animale, ce qui
serait une grave erreur. La chimie, en hygiène alimentaire, ne peut avoir le dernier mot, et c'est le point faible
des recherches, d'ailleurs si intéressantes, de Payen. On
ne pourra jamais, par la seule analyse élémentaire, résoudre le problème de la nutrition ; mais elle servira
d'utile contrôle aux constatations, bien plus importantes,
de l'observation clinique et de la zootechnie.

CALCUL DE LA RATION ALIMENTAIRE ; CHOIX DES ALIMENTS
QUI LA RÉALISENT.

Les albuminoïdes, dans la ration alimentaire, sont toujours calculés en azote, les hydrocarbonés en carbone. Pour la clarté des faits que nous allons exposer, rappelons de suite qu'un gramme d'azote correspond à 6,5 d'albuminoïde ; 44,4 de carbone à 100 d'hydrocarbonés, et que 1 gramme de graisse équivaut à 1 gr. 7 d'amidon ; que les albuminoïdes et les hydrocarbonés sont capables de se suppléer dans une certaine mesure, et dans des proportions correspondantes, d'après Reubner, aux chiffres respectifs de leurs chaleurs de combustion ; que 100 grammes de graisse équivalent, à ce point de vue, à 225 grammes de syntonine (G. Sée).

Aucune substance autre que le lait, qui ne convient qu'aux très jeunes sujets et à quelques malades, ne contient les combinaisons azotées et hydrocarbonées dans les proportions nécessaires à la nutrition ; mais, comme cet aliment suffit à l'existence, il peut, par sa composition, servir de guide lorsqu'il faut déterminer les éléments d'un régime complexe. C'est à un choix judicieux des aliments dont nous disposons que nous demandons la ration d'entretien, car les uns ne donnent la ration azotée qu'avec un énorme excédent de carbone, qui, perdu pour la nutrition, fatigue inutilement la digestion ; et réciproquement pour la ration hydrocarbonée.

Sans doute, on peut se contenter d'un régime pauvre en azote et riche en carbone : pourtant la ration d'azote ne peut, sans préjudice, s'abaisser au-dessous de la quantité perdue dans un jour de jeûne, sous peine, pour l'organisme, de vivre à ses propres dépens. Aucun aliment ne peut remplacer l'albumine dans la reconstitution des tissus ; elle seule donne la force, et le muscle a besoin d'une nourriture animale : des observations partout citées ont démontré cette vérité (ouvriers du chemin de fer de

Rouen, paysans pendant la moisson, nègres de la Géorgie, etc.). Les peuples qui se nourrissent de végétaux ont peu de puissance musculaire, et peu d'aptitude aux rudes travaux. Mais il ne faut pas exagérer, et on ne peut augmenter indéfiniment la ration azotée sous prétexte d'accroitre de force : on arriverait à la déchéance albumineuse, qui se traduit par une perte d'azote : la somme totale excrétée parvient à égaler et même à dépasser la somme en azote de la viande absorbée. L'association des aliments riches en azote et pauvres en carbone avec ceux qui offrent les qualités inverses, s'impose; dans la pratique, la viande associée au pain et aux légumes la réalise.

La formule de Payen, qui suppose l'organisme dans un état de stabilité parfaite, idéale, n'a pas d'utilité pratique, car celui-ci produit toujours un travail physique ou intellectuel qui modifie les conditions de la nutrition. D'ailleurs l'excrétion de l'azote est variable, augmente avec la ration albumineuse et n'est pas la même chez l'animal soumis au jeûne et chez celui qu'on nourrit. Qu'on prenne le premier ou le second comme point de départ des calculs, il y aura toujours, dans les expériences, des causes inévitables d'erreur.

De Gasparin, qui a pris pour base de ses observations la zootechnie, beaucoup plus avancée en matière d'alimentation que l'hygiène humaine, prévoit une ration d'entretien et une ration de travail. Sa formule est classique, la voici :

Ration d'entretien.	Ration de travail.	Ration totale.
Azote. . . 12ᶠʳ50	Azote. . . 12ᶠʳ50	Azote. . . 25ᶠʳ00
Carbone. . 264 06	Carbone. . 45 00	Carbone. . 509 06

A l'imitation de cet auteur, les hygiénistes se sont adressés, pour déterminer la ration d'entretien et de travail, à l'observation de certains groupes homogènes, bien nourris et fournissant un travail connu. C'est ainsi qu'ont été arrêtées les formules de Moleschott, de Voit et Pettenkoffer, qui font loi jusqu'à présent.

Moleschott pose en principe que le chiffre du carbone demandé aux matières grasses doit, dans un régime normal, être, au carbone emprunté aux autres hydrocarbonés, dans la proportion de 1 à 3; on ne peut satisfaire complètement au besoin du carbone au moyen de la graisse, bien qu'elle soit plus avantageuse, parce qu'on n'en digère qu'un poids déterminé : il en serait de même des féculents employés seuls, qui entraînent la satiété rapide et l'indigestion; les sucres déterminent encore plus vite la fatigue et ne comptent guère comme aliments à l'état normal. Il en est tout autrement dans les maladies, où le sucre est une ressource.

Les matières protéiques doivent, dans la ration d'entretien, être aux hydrocarbonés dans la proportion de 1 à 3,47, qui est à peu près celle qu'on trouve dans le lait. Moleschott, partant de ces principes, conseille la ration suivante, qui sera comburée par la quantité d'oxygène que l'adulte absorbe en 24 heures par la respiration :

Matières protéiques	130	grammes.
Hydrocarbonés.	440	—
Graisse	80	—
Eau	3 000	—
Sels	35	—

Pour augmenter la résistance au froid, il faut augmenter la quantité des hydrocarbones; dans le travail, l'excrétion de l'azote est peu considérable, tandis que celle de l'acide carbonique est très accrue. Il en résulte que ce travail est produit surtout aux dépens des aliments hydrocarburés, et c'est une remarque dont il faut tenir grand compte dans la ration du travailleur. Cependant l'expérience démontre qu'il ne faut pas se contenter d'augmenter cette partie du régime, et qu'un fonds suffisant d'albumine est nécessaire pour en permettre l'utilisation; l'albumine lutte contre la fatigue. Dans la ration azotée minima, les hydrocarbones économisent les albuminoïdes et permettent de les réduire à ce degré. C'est ce que G. Sée appelle la ration azotée *protégée*. Le régime doit encore varier avec l'âge et le rapport des hydrocarbures aux albuminoïdes se rapprocher de 3 à 1 dans l'enfance, de 4 à 1 dans l'âge adulte.

Voici quelques formules conçues d'après ces remarques :

Voit et Pettenkoffer :

	Albuminoïdes.	Graisses.	Hydrocarbures.
Enfant jusqu'à 1 an 1/2.	20-50	50-45	60-90
— de 6 à 15 ans. .	60-80	57-50	250-400
Adulte travaillant. . .	118	56	500
Femme — . . .	92	44	400
Soldat en garnison. .	120	56	500
— manœuvres.	155	80	500
— guerre. . .	145	100	500
Vieillard homme. . .	100	68	350
— femme . . .	80	50	250

Germain Sée :

Ration d'ouvrier.		Ration de soldat.	
Matières azotées .	150 à 160ᵍʳ	Matières azotées .	130 à 160ᵍʳ
Graisses.	68ᵍʳ	Graisses.	40 à 60ᵍʳ
Féculents	580ᵍʳ	Féculents	500ᵍʳ

A. Gautier :

Ration d'entretien.				Ration de travail.			
Pain. . .	829	Représentant :		Pain. . .	561	Représentant :	
Viande. .	259	Azote . .	20	Viande. .	175	Azote . .	8,64
Graisse. .	60	Carbone .	280	Graisse. .	55	Carbone.	170

Ration totale.

Pain.	1190	Représentant :	
Viande. . . .	413	Azote	28,74
Graisse. . . .	93	Carbone. . .	450

Hervé Mangon :

Moyenne par jour et par kilogramme à nourrir :

Carbone. 5,1797
Azote. 0,280

ou encore

Rosenthal :

	Albumine.	Graisse.	Hydrocarbone.
Adulte.	1,8	1.2	5.2
Enfant de 10 à 15 ans. . .	2,6	2,2	8,7
— 5 à 6 ans. . .	5,7	5,0	10,6
— 2 à 4 ans. . .	5,5	5,0	8,4
— 1 an 1/2 à 2 ans.	4,5	5,5	8,9

Schlindler :

Ration du soldat.

Albuminoïdes. . . . . 145 grammes.
Graisse. 72   —
Hydrate de carbone 610   —

Nous pourrions, sans utilité, multiplier encore ces formules, qui se ressemblent beaucoup. Toutes démontrent qu'on aurait tort de se baser, dans la fixation d'une ration alimentaire, sur la formule de Payen qui donnerait un déficit surtout hydrocarboné. C'est ainsi qu'on a calculé la ration du soldat, notoirement pauvre en éléments calorigènes. M. Schindler, dont les remarquables travaux ont amené un changement complet dans l'alimentation des troupes, avait, dès le début de ses études, signalé le défaut que nous rappelons. Une foule de combinaisons diverses permettent de réaliser la ration physiologique : pour cela, il suffit de savoir à quelle quantité d'azote ou de carbone répond tel ou tel aliment et d'en connaître l'assimilabilité.

Nous donnerons plus loin un tableau réunissant, à ce point de vue, la plupart des aliments en usage.

On a pris encore comme point de départ d'une autre série de calculs. le nombre de calories dépensé par l'activité vitale, en le comparant à celui que dégage la combustion des substances alimentaires.

C'est la méthode thermo-chimique. D'après les évaluations de Hirn, l'adulte au repos fournit 3 288 calories, en travail 4 544. C'est cette quantité de calories qu'il faut lui rendre en se souvenant que :

1 gramme d'albumine en brûlant dégage . . 4,1 calories.
1   —   d'hydrate de carbone 4,1   —
1   —   de graisse 9,3   —

Appliquons ce calcul à quelques-unes des rations précédentes, et nous obtiendrons :

Ration de G. Sée :

Matières azotées . . $160 \times 4,1 =$ 656   calories.
Graisses . . . . . . $68 \times 9,3 =$ 632,4   —
Féculent . . . . . . $580 \times 4,1 = 2 378$ —
       Total . . . . . .   3 666   calories.

Ration de Moleschott :

Matières azotées . . . . . . $130 \times 4,1 =$ 583,0
Hydrocarbone . . . . $440 \times 4,1 = 1 804,0$
Graisses . . . . $90 \times 9,3 =$ 744,0
       Total 5 081,0

Ces deux formules conviendraient donc seulement à l'adulte au repos. Le même calcul démontrerait que les rations de Gautier sont encore trop pauvres. Ajoutons que les chiffres de Hirn sont peut-être un peu trop élevés, et que ceux de M. Reubner leur sont notablement inférieurs. Tous ces travaux sont intéressants, mais ont le défaut de s'appuyer sur des considérations un peu trop théoriques; l'exactitude des résultats obtenus n'est peut-être pas à l'abri de toute critique; nous ne nous y arrêterons pas plus longtemps, désirant surtout rester sur le terrain pratique. Nous pouvons nous contenter des formules que nous avons indiquées et qui sont les meilleures, dans l'état actuel de nos connaissances sur l'alimentation.

Voici, emprunté à Dujardin-Beaumetz, un tableau de la composition de quelques aliments :

ALIMENTS	ALBUMI-NOIDES	GRAISSES	HYDRO-CARBURES	SELS	EAU
Viande des mammifères.	175	40	»	11	730
— des oiseaux.. .	200	20	»	13	730
— des poissons. .	155	45	»	15	740
Bouillon.	»	»	»	5	985
Foie.	150	35	15 à 20	14	720
Cerveau	100	100	»	11	770
Thymus.	210	5	»	10	700
Blanc d'œuf	110	10	»	6	845
Jaune d'œuf.	170	290	»	16	525
Beurre..	15	770	»	»	215
Fromage..	335	240	»	55	370
Froment.	135	20	695	20	130
Seigle.	105	20	615	15	140
Orge	120	25	680	25	145
Avoine..	90	40	755	25	105
Maïs.	80	50	750	12	120
Riz.	50	7	845	5	90
Sarrasin.	80	»	755	13	145
Farine de froment. .	50	10	610	10	150
Pain de froment . . .	90	»	450	10	430
— seigle. . . .	90	»	400	15	440
Pois..	225	20	575	25	145
Haricots.	225	25	540	24	160
Fèves	220	15	575	25	150
Lentilles.	265	25	580	14	115
Pommes de terre. . .	15	1	235	10	725
Châtaignes.	45	10	595	15	555
Navets..	15	2	135	15	850
Choux-raves	5	»	20	7	920

Naturellement le même régime ne s'applique pas à tous

les hommes et il doit varier, nous l'avons vu déjà, avec la taille, le développement musculaire, le climat, l'âge... etc. Dans les régions du Nord, la lutte contre le refroidissement périphérique impose une alimentation abondante, riche en corps gras surtout, que recherchent instinctivement les populations de ces climats : les explorateurs des mers polaires ont soin de choisir, pour composer leurs équipages, des marins doués d'un robuste appétit : le froid développe les facultés assimilatrices et active les combustions. La remarque inverse s'applique aux climats chauds. L'appétit y est languissant, l'assimilation restreinte, l'activité presque nulle, et le besoin de réparation très faible. On y est généralement sobre, et la sobriété est un élément de la santé sous les latitudes méridionales. Le sexe, en dehors de l'allaitement et de la grossesse, n'exerce aucune influence marquée si la femme partage les travaux et les fatigues de l'homme.

La lecture du tableau de la page précédente nous dispense d'entrer dans la discussion des équivalents nutritifs. Mais nous ne saurions trop insister sur ce fait, que l'analyse chimique, à qui nous devons pourtant ces précieux résultats, ne peut donner à elle seule une appréciation définitive. Pour comparer utilement la valeur de deux aliments, il faut se préoccuper surtout de la manière dont ils sont utilisés.

D'après des travaux récents, l'homme pourrait vivre en n'absorbant journellement que 40 à 50 grammes d'albumine, pourvu que cette faible ration azotée soit *protégée*. Ces considérations, pensons-nous, ne sont pas appelées à franchir le domaine de la théorie. Nous persistons à croire que rien ne peut remplacer la viande, aliment à la fois plastique et respiratoire. En augmenter la ration fonctionnelle, c'est-à-dire celle qui n'est pas uniquement employée à l'entretien, c'est accélérer la nutrition : l'augmenter trop, c'est la rendre imparfaite faute d'oxygène; la diminuer, c'est ralentir la nutrition, la diminuer trop, c'est livrer l'albumine fixe aux combustions fonctionnelles. La viande est nécessaire, même au penseur.

RÉGIME DU VIEILLARD.

Le régime du vieillard ne différera de celui de l'adulte que par la quantité d'aliments, qui doit être proportionnée à l'état de la nutrition en voie de décroissance. Prescriptions particulières : régime sobre, mais substantiel, sous la forme la plus légère, un peu d'exercice après les repas, qui seront très réguliers, courts; comme boisson, vins de Bordeaux. Manger peu le soir, fuir les excès alcooliques, l'usage du vin pur, des stimulants, des épices ; pousser la mastication aussi loin que le permet l'état des dents, et si on la voit compromise, se servir des pulpeurs de viande, ou ne se nourrir que de viandes en hachis, de légumes en purée ; s'abstenir des veilles prolongées, des séjours dans une atmosphère chaude, confinée, enfumée ; des spectacles qui entravent la digestion, prédisposent aux congestions cérébrales, etc.

CHAPITRE X

De quelques régimes spéciaux ou cures.

LE RÉGIME LACTÉ.

On appelle régime lacté l'emploi raisonné et méthodique de l'alimentation par le lait. Il convient dans la diarrhée chronique, la dysenterie chronique de Cochinchine, les dyspepsies, l'ulcère de l'estomac, etc. Il est exclusif ou mitigé. Les heureux résultats de ce régime ont été de tout temps remarqués ; le lait mérite le nom d'aliment-médicament. Hippocrate le prescrivait volontiers, en vantait l'efficacité dans beaucoup de maladies, la phtisie en particulier, mais le repoussait, à tort, dans les maladies aiguës. A cette époque, l'*OEnogala*, mélange d'eau, de vin et de lait, était, avec la « ptisane » ou tisane d'orge, une sorte de panacée.

Il en fut ainsi pendant des siècles, puis Hoffmann s'éleva contre la proscription du lait dans les maladies aiguës, et l'employa pur, ou coupé d'eau simple ou minérale ; il obtint des résultats remarquables qui lui permirent de faire partager son enthousiasme. Il faut convenir qu'il méritait ce succès par la rigueur et la conscience avec lesquelles il administrait son traitement, dirigeant lui-même l'alimentation des animaux, des ânesses surtout, leur choisissant les meilleures plantes. Ce soin peut paraître excessif aujourd'hui, où l'opportunité du régime est mieux connue, mais la surveillance bien moins rigoureuse ; c'est là, peut-être, le secret de bien des échecs. Le médecin ne doit pas se contenter de prescrire le lait : il doit entrer dans les détails, fixer la quantité, les heures, surveiller et choisir la qualité, la provenance du lait : on ne peut demander des effets semblables à des laits différents. Le moment de la traite, l'état de gestation ou de vacuité, le part récent, etc... modifient beaucoup la composition du lait ; ils influent non moins sur sa digestibilité.

La caséine se coagule dès l'arrivée dans l'estomac, et se dissout ensuite en formant la pepto-caséine. Le lait est, selon Ch. Richet, le régulateur de l'acidité du suc gastrique. Le sérum et les sels sont résorbés dans l'estomac et dans l'intestin, où s'émulsionne et s'absorbe le beurre. Les éléments du lait sont donc assimilés en totalité ; mais la digestibilité en est subordonnée à la tolérance individuelle et à la susceptibilité de l'estomac, qu'on ne peut connaître que par tâtonnement. Il convient donc de procéder avec beaucoup de ménagement et de prudence. A vrai dire, sauf des cas exceptionnels de dégoût insurmontable, le lait parvient à être accepté, même à titre exclusif, pendant le temps utile, qui n'excède guère 15 jours. Mais il faut, quelquefois, fractionner les doses à l'infini, faire ingérer le liquide lentement, au chalumeau, en modifier le goût et la richesse par des coupages (eau de mauves, eaux alcalines, eau de chaux, etc.) ; le prescrire, selon la préférence du malade, pur ou étendu, cru ou bouilli, chaud ou froid. Le lait cru, léger et spumeux, tiède encore de la traite récente, dit lait *bourru* a des qualités digestives spéciales, inconstantes d'ailleurs, qu'il perd au bout de quelques heures ; le lait froid est mal accepté par les estomacs délicats, les personnes prédisposées à la diarrhée. Le lait chaud est généralement lourd, peu favorable aux gastralgiques par la perte de gaz que l'ébullition lui inflige. Pourtant, bien des auteurs soutiennent qu'au contraire, la chaleur, en peptonisant les matières albuminoïdes, favorise la digestion du lait : telle est l'opinion de Reischmann (de

Varsovie), qui a vu 500 grammes de lait cru digérés en
5 heures, tandis que la même quantité de lait bouilli ne
demandait que deux heures. Ces assertions ne sont pas
confirmées par les expériences de Dujardin-Beaumetz,
qui a constaté que l'estomac sain pouvait digérer
500 grammes de lait en une heure. Assimilé complètement, il provoque la constipation par défaut de résidus
intestinaux ; quand il purge, c'est par indigestion. On
corrige le premier inconvénient par les lavements ou les
laxatifs légers ; quant à la diurèse, elle dépend naturellement de la forte proportion d'eau que le régime lacté
introduit dans l'économie.

La diète lactée est-elle une alimentation insuffisante?

Tout d'abord, on ne la prescrit pas longtemps à l'état
exclusif, et sous cette forme, elle n'est qu'un régime de
transition. Plus souvent on ne lui demande que de constituer la majeure partie de l'alimentation, et le lait suffit
parfaitement à soutenir la nutrition, s'il est digéré : un
litre de ce liquide renferme 10 grammes d'azote et de
carbone; dans 5 litres on trouve plus de 120 grammes
d'albuminoïdes et de 80 grammes de graisse, plus du
carbone et des sels nécessaires. D'après ces évaluations
mêmes, quatre litres dépassent la ration de travail.
Pendant la diète lactée, l'homme ne perd pas de son
poids; mais il sent, incontestablement, diminuer ses
forces, et il faut convenir que, très utile au malade et au
convalescent qui gardent le repos, un tel régime serait
mal reçu du travailleur; bien que 6 litres de lait produisent 2 670 calories, quantité supérieure, peut-être, à
la thermochimie d'un jour de travail, nous ne songerons
pas à les utiliser pour les transformer en travail mécanique. De plus, il est malaisé d'absorber 6 litres de lait
dans un jour; il s'en perd une bonne partie; l'excès de
liquide dilate l'estomac, amène bientôt la dyspepsie.
Trois litres constituent un maximum que le professeur
Debove indique comme ne pouvant guère être dépassé.

Un grand défaut du régime lacté, c'est l'uniformité, si
préjudiciable au sens du goût et aux opérations digestives;

la satiété est vite atteinte, et si absolue, qu'elle exige
bientôt l'emploi de la sonde. Vainement on cherche à retarder la répugnance par des artifices comme le rinçage
de la bouche après chaque ingestion, qui s'oppose à la
fermentation acide, l'aromatisation souvent variée, etc.,
rien n'y fait.

Dans le régime exclusif, on supprime absolument tout
autre aliment et toute autre boisson; dans le régime
mixte, on permet les œufs, le pain ou des aliments plus
substantiels; dans d'autres cas enfin, le lait est utilisé
seulement comme boisson. Les indications précises d'emploi dérivent de l'état de la santé, et ne sauraient trouver
place que dans un ouvrage de clinique ou de pathologie.
Le régime lacté est la médication par excellence de
l'ulcère de l'estomac; on y joint la poudre de viande et
les alcalins à doses fractionnées pris de demi-heure en
demi-heure pendant les quatre heures qui suivent le
repas. Ainsi, la digestion s'opère seulement dans l'intestin. Si la poudre de viande réussit mal, on a la ressource de lait concentré, de la poudre de lait, de la
fécule soluble.

En tout cas, la provision de lait devra être renouvelée
deux fois par jour, conservée dans le verre ou la porcelaine, éloignée de tout autre substance alimentaire, et de
tout voisinage nuisible.

Nous avons étudié, en parlant du lait, le danger de certains contacts, et le caractère de milieu nutritif que cet
aliment offre aux microbes pathogènes.

CURE DE PETIT-LAIT.

La cure de petit-lait convient, dit Fonssagrives, à l'éré-
thisme nerveux et circulatoire, aux pléthoriques, gros
mangeurs enclins au sommeil après les repas, plus rarement aux personnes atteintes de néphrite. Elle a beaucoup
d'analogie avec la méthode purgative.

C'est en Suisse que fut fondée, sous l'inspiration des

idées d'Hoffmann, la première station où la cure de petit-lait ait été associée à l'usage des eaux minérales. L'idée s'est propagée en Allemagne, où l'on trouve actuellement, en grand nombre, les stations de ce genre, toujours bien situées au point de vue climatologique.

Les plus connues en Suisse et en Allemagne sont : Gais, Interlaken, le Righi, Ischl, dans le Tyrol ; Streiberg, Baden-Baden, etc.

Le petit-lait a des propriétés laxatives et diurétiques ; il contient en solution, outre la lactose, quelques substances albuminoïdes et la plupart des sels du lait : on comprend qu'il n'en ait pas la valeur ; il est limpide et agréable au goût, quoique un peu fade ; le petit-lait de vache a une saveur douce, ceux de chèvre et de brebis sont sucrés, ce dernier surtout. L'emploi du petit-lait peut se faire partout, mais on en a un peu généralisé l'indication en exagérant les services, assez limités, qu'on peut en attendre. Les malades atteints de constipation, d'engorgement du foie, d'hémorrhoïdes, de dyspepsie ; les phtisiques même, ont recours à ce traitement, et y consacrent de 6 à 8 semaines.

Les doses du début sont légères et ne dépassent pas 250 grammes par jour, prises en deux fois, séparées par une promenade au grand air ; au bout de quelques jours, s'il n'y a ni dégoût, ni coliques, on porte progressivement la dose à un litre, qui n'est guère dépassé ; dans le cas de dégoût, on arrive facilement à la tolérance par le mélange avec une eau minérale alcaline.

En même temps, la cure se complète par le calme de l'esprit, l'exercice modéré, le régime alimentaire surveillé et bien choisi, composé surtout de volaille, mouton, végétaux herbacés, légumes verts, fruits, vin coupé d'eau, — à l'exclusion de gibier, poisson, café, alcool. Que ce régime produise de bons résultats, cela n'est pas pour surprendre.

Les gros mangeurs doivent rencontrer dans cette boisson et aussi dans la rigueur d'un régime léger, une trêve heureuse à leurs excès, dont l'influence ne tarde pas à se manifester. Les dyspeptiques eux-mêmes, chez qui l'élément nerveux joue un si grand rôle, trouveront dans le changement de milieu une distraction toujours salutaire et une amélioration dans laquelle le petit-lait, croyons-nous, n'a pas le seul mérite.

LE KOUMYS.

On connait sous ce nom le lait de jument qui a subi la fermentation alcoolique.

C'est un liquide sucré, blanc-bleuâtre, de saveur aigrelette, n'ayant rien de commun avec le lait, si ce n'est l'origine. Sa richesse en alcool est de 1 à 2 0/0, et il devient rapidement mousseux.

Il renferme la caséine à l'état de fine division, ce qui en rend l'assimilation facile. A petite dose, il augmente l'appétit. La cure se fait en juin ou en automne et commence par trois bouteilles par jour, puis quatre, et jusqu'à 8, qui sont ordinairement bien supportées malgré une légère ébriété. Elle ramène, en quelques semaines, l'appétit, le sommeil et les forces. Ces heureux résultats ne s'observent, à vrai dire, que lorsque la cure a lieu dans les steppes de la Russie et pour des raisons peut-être étrangères à cette cure elle-même, car l'usage du koumis, préparé à Paris selon la méthode des Tartares, n'en donne pas d'aussi satisfaisants. On en a fait l'application dans les hôpitaux de Paris au traitement des phtisiques; ce sont les mêmes malades qui, en Russie, lui demandent la guérison. Impuissant contre la pneumophymie, le koumys a été essayé avec avantage dans les néphrites (Labadie-Lagrave), et réussit bien aussi quand il est nécessaire de maintenir, chez les alcooliques, une diète lactée sévère, ou de traiter certaines formes de dilatation atonique de l'estomac.

LE KÉPHYR.

Ce que nous venons de dire du koumys peut s'appliquer, de tous points, au képhyr, lait de vache fermenté, également préparé en Russie, par l'addition du dispora caucasica, mélange de bactéries et de levure sous forme d'amas, qui dédouble le sucre de lait et le transforme en alcool et acide carbonique.

On a obtenu, en France, sur les indications de Schnecp, un produit analogue et même supérieur, la galazyme, qu'on prépare en additionnant le lait de sucre de canne et en le soumettant à l'action de la levure haute de grains. La dose est de 1 à 4 verres.

CURE DE RAISINS.

La cure de raisins s'applique à des dyspepsies atoniques et se pratique en divers points de l'Allemagne, de la Silésie, du Tyrol, de la Suisse et de la France (Savoie). C'est encore une forme de la médication diurétique et purgative, — une cure par les matières sucrées et la crème de tartre, — souvent combinée avec l'emploi du petit-lait; elle dure de 5 à 6 semaines, et se fait de plusieurs façons. Le malade se rend à la vigne le matin à jeun, une seule fois par jour, et mange à satiété; dans d'autres stations, il y a 4 repas de raisins, et l'on ne rejette en général ni pellicules, ni pépins; cette dose quotidienne, qui atteint ainsi 8 à 10 livres, paraît excessive; la quantité de 3 à 4 livres, pendant 6 semaines, semble bien suffisante. Pendant ce temps, l'appétit augmente, les selles deviennent molles et régulières. Ces résultats sont importants; le grand air, l'exercice, le repos cérébral, l'ensemble des conditions hygiéniques, nous semblent y avoir une grande part.

CHAPITRE XI

Régime dans quelques états morbides.

LE RÉGIME DANS LES FIÈVRES.

Dans la fièvre, les fonctions digestives sont modifiées par l'anorexie, l'arrêt ou le ralentissement des sécrétions, la sécheresse de la bouche, la dysphagie par dessiccation du pharynx et de l'œsophage, la diminution et surtout la perversion de la sécrétion gastrique. Il en est de même de la nutrition générale, par accroissement des combustions, élimination plus grande d'urée, quelquefois au cours de la maladie, toujours, au moment de la crise, diminution de l'absorption d'oxygène, accroissement de l'élimination de CO^2, perte de poids et dégénérescences diverses. On peut atténuer ces conséquences en accordant aux fébricitants une alimentation aussi nutritive que le permet l'état de leur digestion : le lait, dans ce cas, est une précieuse ressource. Tous les médecins s'accordent sur l'opportunité de la méthode, et n'ajoutent plus, comme au temps de Broussais, les effets débilitants de la diète à ceux de la maladie. Un malade qui n'a pas cessé d'être nourri bénéficie d'une convalescence moins longue, moins pénible, moins traversée d'accidents. C'est aux efforts de Monneret et de Trousseau, il est bon de s'en souvenir, qu'il faut rapporter l'honneur de cet immense progrès de la thérapeutique.

Le problème est ordinairement assez simple. Les affections aiguës, courtes, n'exigent qu'une courte diète. Dans ce cas, on prescrit le bouillon, le lait, le jus de viande ; bientôt après, les potages, les œufs, et, insensiblement, le régime ordinaire. On procède ainsi dans la pneumonie, les fièvres éruptives, etc. Dans le traitement de la pleurésie, le lait est à la fois un aliment et un médicament. L'alcool, dans bien des cas, intervient avec son rôle d'aliment d'épargne : on le prescrit avec avantage, selon la méthode de Todd, dans les affections aiguës asthéniques, pneumonies, accidents palustres, et surtout dans les maladies aiguës des alcooliques, qui supportent généralement mal la privation brusque de leur stimulant habituel. L'alcool, pense A. Robin, diminue la désintégration organique, abaisse les combustions tout en augmentant la quantité d'oxygène absorbée, pourvu qu'on le donne à petites doses. C'est à la fois un tonique, un antithermique, un aliment d'épargne (Dujardin-Beaumetz).

A propos du traitement de la fièvre typhoïde, Robin, dans ses leçons cliniques de 1887, a indiqué d'une façon précise les règles à suivre dans l'alimentation des fébricitants. Nous ne saurions mieux faire que d'en exposer les principes, qui n'ont, du reste, aucun contradicteur.

L'alimentation est un procédé de défense dont l'emploi est d'autant mieux indiqué que l'assimilation, chez les typhiques, par exemple, est conservée dans une certaine mesure.

Dujardin-Beaumetz ne semble pas beaucoup compter sur cette assimilation et croit que les typhoïsants empruntent à leurs propres tissus l'albumine et les graisses, et qu'ils ne retiennent du lait que les matières salines dont nous verrons l'utilité.

LE BOUILLON. — SON UTILITÉ.

Quoi qu'il en soit de cette divergence de vues, Robin conseille tout d'abord l'alimentation liquide ; on ne pense pas à en prescrire d'autre. Le bouillon, aliment très inférieur au sens physiologique, n'agit guère comme réparateur, puisqu'il ne contient que des extractifs, et pas de substance nutritive; mais il est absorbé sans travail et stimule la sécrétion du suc gastrique par ses propriétés peptogènes. En outre, il contient beaucoup de substances salines; or, il est démontré que les fébricitants font une grande déperdition de sels et arrivent à l'inanition minérale, très funeste aux systèmes nerveux et musculaire. Un litre de bouillon, qui renferme 8 à 12 grammes de sels, compense facilement la perte de 3 à 4 grammes de chlorure de sodium, 1 gr. 50 à 2 grammes d'acide phosphorique, 2 gr. 967 d'acide sulfurique et 1 gr. 755 de potasse, qu'un typhique réalise par jour.

En dehors de la nutrition minérale, il faut assurer la nutrition générale par un aliment complet.

LE LAIT.

Cet aliment, c'est le lait, dont il faut prescrire un litre ou deux : outre les albuminoïdes et les sels qu'il contient, il introduit de l'eau qui facilite l'évacuation des extractifs, résidus des combustions organiques excessives, qui encombrent la circulation. Il ne faut pas, — pour éviter l'intolérance, — administrer en même temps une forte dose de lait aux malades, sous peine de leur déposer sur l'estomac un gros caillot de caséine qu'ils dissoudront avec peine et rejetteront le plus souvent.

Il faut donner le liquide par petites quantités souvent répétées. Si le lait est mal toléré, on recourra au lait de poule (Dujardin-Beaumetz), au beef-tea, dont A. Robin donne ainsi la formule : « Vous commencerez par faire un excellent consommé que vous introduirez dans une bouteille en verre très épais, dont vous aurez préalablement rempli le fond avec de petits cubes de bonne viande crue. La bouteille bien bouchée et solidement ficelée est chauffée pendant 2 ou 3 heures au bain-marie en ayant soin que la température de l'eau ne s'élève jamais au-dessus de 60°. J'appelle votre attention sur un point capital : c'est le degré de la température de l'eau : à 60° commence la coagulation des matières albuminoïdes ; si vous dépassez cette limite, vous aurez du bouillon et non du beef-tea, et comme le second est incontestablement plus nutritif que le premier, puisqu'il contient une assez forte proportion de matières albuminoïdes; comme, d'un autre côté, c'est d'un aliment que nous sommes en quête, cette précaution a la plus haute importance. Si vous coagulez l'albumine de la viande, vous ne dissolvez avec l'eau du bouillon que des sels et des extractifs..., etc. »

LE VIN.

L'auteur recommande aussi de faire absorber au malade 200 à 500 grammes de bon vin de Bourgogne légèrement étendu d'eau, ou sous forme de limonade vineuse. Le vin est un moyen de restituer de la potasse, de donner un peu de tanin qui est un antiputride. A défaut de tolérance pour cette boisson, on prescrira la bière.

LE CAFÉ.

Le café est un adjuvant utile, un aliment d'épargne *peut-être*, qui agit surtout par ses propriétés légèrement diurétiques, toniques du cœur : il ne faut pas dépasser, par jour, la dose de 10 grammes infusés dans 200 ou 500 grammes d'eau.

Le retour à l'alimentation normale, dans les fièvres et surtout la fièvre typhoïde, demande d'infinies précautions, à cause de l'appétit vorace des malades et du danger de surcharge et de perforations intestinales : quand la période fébrile est terminée, le jus de viande, les œufs avec le bouillon, un peu plus tard la viande crue râpée et petit à petit la viande rôtie, quelques féculents d'une digestion facile, ménagent la transition.

La Commission des hôpitaux de Varsovie a déterminé ainsi qu'il suit les rations des malades :

	Albumine.	Graisse.	Hydrocarbure.
Ration maigre.	7.68	15.28	54.50
Quart de ration	24.68	29.26	106.72
Demi-ration.	73.17	55.67	209.28
Ration entière	116.74	70.25	308.04

RÉGIME DES ARTHRITIQUES.

L'arthritisme, l'une des deux diathèses admises par le professeur Bouchard, est, pour lui, une manifestation de la nutrition retardante qui comprend aussi la lithiase biliaire, l'obésité, le diabète, la goutte, la gravelle. Pour Lécorché, au contraire, la diathèse arthritique serait une maladie d'hypernutrition.

Les arthritiques ont la face colorée, surtout après les repas, deviennent obèses et chauves de bonne heure : ils transpirent facilement, sont souvent gros mangeurs. Ils sont sujets à la migraine, à la dyspepsie, au prurit, aux éruptions, à la pharyngite granuleuse, à la bronchite spasmodique, au rhumatisme, à la goutte, à la gravelle, à l'artério-sclérose, au diabète. Ces manifestations proviennent surtout de ce que les aliments, ingérés en excès et mal choisis, sont incomplètement utilisés : d'où surcharge, diminution de l'alcalinité du sang, altération des organes et des vaisseaux. Ces résultats suffisent à faire prévoir le rôle prépondérant de l'alimentation dans la cure de l'arthritisme.

Les arthritiques, en thèse générale, éviteront l'excès de viande, qui accroît l'acide urique, choisiront de préférence les viandes blanches, le « régime blanc », plus aqueux, plus gélatineux, moins nourrissant : veau, chevreau, volailles jeunes, grenouilles. Ils éviteront les poissons de mer riches en azote et en particulier ceux qui sont très nourrissants comme la morue salée, la sardine. Le merlan, la sole et la plupart des poissons de rivière à chair blanche sont autorisés. Le gibier, s'il leur est permis d'en user, sera plutôt faisandé, c'est-à-dire en partie transformé par la fermentation zymotique. Parmi les légumes, ils rechercheront le céleri, les salsifis, les carottes, les artichauts, la salade verte, et se trouveront moins bien des féculents, des champignons, des truffes, des choux, choux-fleurs, épinards, tomates, oseille. Comme boissons, ils s'abstiendront d'alcool, de vin pur, de vins mousseux, de bières anglaises, de café et de thé fort, de poiré, de cidre, et boiront de préférence des bordeaux vieux et des vins blancs légers coupés d'eau. Leurs aliments seront préparés sans trop de condiments. Ils s'abstiendront de fromages fermentés, mais pourront user des fruits même acides, des fraises, du raisin surtout, car les fruits doivent leur acidité à des acides qui se transforment, dans l'organisme, en carbonates alcalins.

Le régime sera utilement complété par un exercice modéré et régulier, l'usage d'une eau alcaline (Royat) et l'emploi de la médication iodée.

Telles sont les règles générales, mais à chacune des formes de l'arthritisme correspondent, naturellement, des indications particulières.

Si la tendance à la goutte domine, il faut se souvenir que le régime le plus favorable à son éclosion consiste dans l'association des aliments azotés, gélatineux, gras et sucrés pris en excès (G. Sée). Le régime rationnel opposé comprendra peu de viande et beaucoup de végétaux frais. La pomme de terre en particulier, riche en nitrate de potasse qui se transforme, dans l'organisme, en bicarbonate de potasse, rendra de grands services. Les viandes blanches, les légumes verts, salades, fruits, seront utilisés avec avantage ; de même, parmi les boissons, l'eau pure, les eaux alcalines, les vins légers, les vins blancs. Parmi les aliments dont l'excès et parfois l'usage sera nuisible, citons le gibier, les poissons de mer en général, les fromages, les haricots secs, les lentilles, les corps gras, les œufs, et, plus particulièrement encore, les champignons, truffes, tomates, épinards, l'oseille. Parmi les boissons contr'indiquées, signalons notamment les alcooliques, les eaux gazeuses, le café, et surtout le thé (qui contient 3,25 $^o/_{oo}$ d'acide oxalique); les vins très alcoolisés, le champagne (Bouchardat, Dujardin-Beaumetz, Monin, Max. Lejeune).

Les goutteux devront faire preuve d'une sobriété relative, mais ne dépasseront pas le but, sous peine de transformer, par une abstinence excessive, une goutte sthénique en une goutte asthénique plus grave. Fonssagrives, qui soutient ce précepte, ne proscrit, chez les goutteux, ni le vin, ni le café, ni le thé, et admet même, contrairement à ce que nous venons de voir, que cette dernière boisson jouirait de propriétés antigoutteuses affirmées par Bontkoï et Barthé.

Le même régime convient à la gravelle urique : peu d'aliments azotés, des végétaux choisis, des alcalins et des boissons abondantes non alcooliques.

Dans la gravelle oxalique, aux prescriptions précédentes on joindra l'abstinence de tout aliment riche en acide oxalique : tomate, oseille, haricot vert, groseille, orange, fruits verts, navet, céleri, bière, cidre, etc.

La gravelle phosphatique s'accommodera, au contraire, d'un régime acide, à l'exclusion de tout alcalin, car les graviers formés de phosphates de chaux, phosphate ammoniaco-magnésien, carbonate de chaux, ne se rencontrent que dans les urines alcalines.

L'arthritique est fréquemment sujet à des affections de la peau persistantes et douloureuses (eczéma, acné, etc.). « La peau, » dit Cazalis, « s'irrite comme s'irritent les reins au passage trop répété de déchêts acides, l'acide urique, par exemple, ou l'acide oxalique. » Dans ce cas, le régime consistera dans l'abstinence des aliments qui, en vertu d'une idiosyncrasie particulière, réveillent les poussées d'urticaire et d'eczéma : charcuterie, alcool, condiments âcres, concombres, champignons, poissons et conserves de poissons, œufs de poissons, viandes fumées, coquillages, crabes, écrevisses, homards, crevettes, eau de Seltz, aliments épicés.

LE RÉGIME DANS L'OBÉSITÉ.

La quantité de tissu adipeux représente environ 5 % du poids normal du corps (6 % chez les femmes). L'obésité est constituée par l'intensité anormale de la fonction adipogénique et se traduit par un dépôt dans le tissu cellulaire et le sein des organes, de la graisse qui n'est pas oxydée. Elle offre beaucoup de relations avec la diathèse rhumatismale, et fait partie des maladies par ralentissement de la nutrition. C'est pour cela qu'elle est quelquefois héréditaire et, pour ainsi dire, congénitale, car elle se montre parfois dès l'enfance et plus souvent encore au moment de l'adolescence.

L'obésité, qui est, en somme, un trouble de nutrition, est surtout favorisée dans son développement par une hygiène défectueuse de l'alimentation, par un régime excessif, ordinairement lié à un état social qui impose la vie sédentaire; et comme l'obésité dispose à la paresse, le malade se meut dans un cercle vicieux. L'abus de l'alimentation hydrocarbonée grasse et sucrée explique la plupart des cas d'obésité qui ont le régime pour point de départ; mais l'excès des albuminoïdes, qui permet d'emmagasiner de la graisse, produit aussi l'adiposité chez les gros mangeurs de viande. Elle résulte plus souvent encore de l'abus des deux ordres d'aliments qui jouent réciproquement, l'un vis-à-vis de l'autre, le rôle d'agents d'épargne et permettent, au maximum, l'engraissement. L'obésité acquise est beaucoup plus tardive que l'obésité héréditaire et ne se montre guère avant quarante ans, chez l'homme, et à l'époque de la ménopause chez la femme

Ainsi, premier fait acquis, les obèses se rencontrent généralement parmi les gros mangeurs et les sédentaires: cette remarque, toutefois, n'est pas sans exception : il se trouve aussi des obèses même parmi les gymnastes, les gens qui se livrent aux rudes exercices de la lutte et du maniement des poids; il est vrai que ces derniers sont à la fois grands mangeurs et grands buveurs.

D'autres causes de l'obésité ont été signalées : une maladie aiguë, qui modifie la nutrition définitivement; les privations suivies de retour à l'abondance; la vie au grand air avec un exercice insuffisant, la première stimulant l'appétit, alors que les dépenses sont très inférieures aux recettes : telle est, par exemple, l'obésité des officiers de cavalerie pour qui l'équitation n'est plus une fatigue; la dyspepsie, etc.

L'influence des boissons a été très diversement appréciée. Pour l'eau, nous savons qu'elle est sans influence sur la nutrition (Debove), au moins à l'état normal. Peut-être en est-il autrement chez les obèses; cela semble peu probable. En tout cas, il s'agit ici bien moins de l'eau que des boissons spiritueuses dont nul ne conteste la nocuité, de la bière, en particulier, qui agit directement par sa richesse en alcool et en extrait, et indirectement en favorisant la dilatation stomacale et la dyspepsie.

L'obésité est plus commune chez la femme que chez l'homme et offre des degrés d'importance croissante. Limitée à l'épaississement du tissu cellulaire sous-cutané, elle est compatible avec une bonne santé, quelquefois même avec une certaine activité; envahit-elle le mé-sentère, l'épiploon, le médiastin, la surface des plèvres, elle gêne les mouvements et la respiration, entraîne la stérilité chez la femme et devient une véritable infir-mité.

Si elle ne se borne pas à surcharger les organes, qu'elle en atteigne l'intimité et leur fasse subir la transformation graisseuse (cœur et foie), elle devient une véritable ma-ladie. Le même régime ne convient pas à ces divers degrés; l'atteinte du cœur modifie beaucoup le pronostic et rend difficile la cure de réduction appliquée dans toute sa rigueur. On la reconnaît au ralentissement, à la fai-blesse du pouls, aux palpitations, à la dyspnée que provoque le moindre effort ; à la faiblesse des battements du cœur et à ses bruits étouffés.

Le traitement bromatologique de l'obésité, dans ses formes débutantes, se confond avec le régime de l'entraînement tel que le pratiquent les Anglais. Presque chaque médecin a sa formule, et nous ne saurions passer en revue, dans cet ouvrage, les traitements d'Ebstein, de Dancel, de G. Sée, de Dujardin-Beaumetz, de Schwenninger, etc., qui se proposent, à quelques différences près, de réduire au minimum la ration albuminoïde, et de supprimer, dans la mesure du possible, les féculents et les graisses, en diminuant concurremment l'abondance des boissons.

Tous proscrivent le vin, la bière et l'alcool, accordent comme boisson de préférence les infusions aromatiques, thé et café, en les rationnant. Dancel insiste sur la réduction de l'alimentation en général et des boissons en particulier, qu'il limite à un ou deux verres par repas.

Dans le régime de Harvey, plus connu sous le nom de Banting, la diminution s'adresse surtout aux boissons, aux hydrocarbonés et aux graisses; Schwenninger supprime complètement les boissons aux repas et permet de boire dans leur intervalle ; G. Sée recommande un régime de viande où l'albumine ne dépasse pas le taux de la ration normale, et admet les corps gras dans la proportion de 60 à 90 grammes : considérant l'eau comme un élément de dénutrition, il ne craint pas de la prescrire; il en est de même de Debove. Ebstein admet les aliments gras dans une certaine limite, même assez élevée, en raison de la satiété rapide qu'ils déterminent, mais il proscrit complètement les hydrocarbonés. Vogel n'accepte que les pommes de terre sans graisse : son régime est, du reste, très sévère. Dujardin-Beaumetz supprime tout à fait les boissons, ou les réduit à 500 grammes de vin coupé d'eau alcaline aux repas; il permet de boire, dans l'intervalle, du thé sans sucre, proscrit la soupe, permet les œufs, les poissons, les viandes, les légumes verts et les fruits et un pain léger, surtout formé de croûte. Il règle très exactement le poids de la ration de chaque repas.

LE RÉGIME DE L'OBÉSITÉ SE CONFOND AVEC LE RÉGIME DE L'ENTRAINEMENT.

En résumé, le régime à prescrire se composera de la ration physiologique d'albumine, de très peu de féculents, d'une certaine proportion de graisse; quant aux boissons, la quantité en est indifférente, pourvu qu'elles ne soient pas alcooliques. On utilisera avec avantage les modificateurs hygiéniques, tels que l'exercice progressif à jeun le matin, et surtout la marche à pied, la course, les sudations, les purgations, la gymnastique, les eaux salines purgatives de Châtel-Guyon, Carlsbad, Marienbad, les frictions sèches, les bains froids et chauds, l'hydrothérapie, etc. C'est ainsi que se pratique l'entraînement par la méthode anglaise de Coots.

DANGERS DU RÉGIME MAL COMPRIS.

Il est bon de savoir que, quand on pratique l'entraînement en poussant trop loin la diminution des albuminoïdes, ce qu'on obtient alors c'est l'amaigrissement par insuffisance nutritive et l'affaiblissement consécutif. C'est par là que pèchent la plupart des personnes qui cherchent à s'entraîner sans connaître les principes de la méthode. Ils ne parviennent pas au but, qui est l'accomplissement d'un exercice de force, et qui nécessite non seulement l'intégrité, mais une préparation exceptionnelle du système musculaire; il est donc nécessaire d'y parvenir avec un muscle dépouillé de graisse, mais nourri et vigoureux. La viande, si l'on n'en prend que la ration d'entretien, ne saurait suffire à fixer de la graisse, et il n'y a aucun inconvénient, bien au contraire, à en user. Que dire de ceux qui, par une aberration inconcevable, recherchent l'amaigrissement dans l'usage interne du vinaigre et n'y trouvent qu'une prédisposition à la gastralgie et à la tuberculose?

RÉGIME DES DIABÉTIQUES.

Le sucre, dans la nutrition, vient surtout de l'alimentation, soit directement, sous forme de sucre, soit indirectement, sous forme de féculents. Qu'on admette ou non, dans son ensemble, la théorie de Cl. Bernard, il est certain que le diabète résulte d'une mauvaise répartition du sucre sous l'influence, soit d'un trouble nerveux retentissant sur la nutrition du foie, soit d'une combustion insuffisante de l'élément sucré déversé dans le sang par cet organe, par suite du ralentissement de la nutrition.

Nous ne discuterons pas les innombrables théories du diabète. Elles conduisent toutes aux mêmes prescriptions bromatologiques.

Sont interdits, par dessus tout, les *féculents* qu'on remplace dans les régimes par une certaine quantité de graisse, — celle qui peut être assimilée, — avec cette restriction que l'excès de graisse peut être contr'indiqué par une disposition concomitante à la lithiase biliaire.

Sont naturellement interdits aussi les *sucres*.

Ceux-ci ont été remplacés dans l'alimentation des diabétiques, primitivement par la glycérine qui joue, en outre, le rôle de corps gras; et plus récemment par la *saccharine* que nous avons étudiée déjà.

Il est regrettable que le dégoût assez rapide qu'elle entraîne, même à faible dose, ne permette pas d'en continuer l'emploi.

Le pain, dont nous supportons si mal la privation, a cédé la place, sur les indications de Bouchardat, au pain de gluten de Cormier, qui malheureusement, contient encore, suivant sa préparation, jusqu'à 17 à 30 pour 100 d'amidon. On fait aussi des préparations de gluten sous la forme de macaroni, gluten granulé, pain sans mie.

Le pain de gluten détermine assez facilement la satiété. L'étude plus complète de la composition de la pomme de terre a permis de constater qu'elle contient moins d'amidon que le pain de gluten le mieux préparé, et qu'elle agit en outre favorablement par ses sels de potasse sur la transformation des sucres dans l'économie (Monin). C'est une précieuse ressource pour le diabétique qui peut en user en guise de pain. Récemment, M. Dujardin-Beaumetz a proposé, comme succédané de la pomme de terre, la farine de soya extraite, après séparation des corps gras, d'un légume farineux du Japon et de la Chine, analogue à notre haricot : cette farine extrêmement riche en azote est, au contraire, très pauvre en amylacés et en sucres. Les embryons de blé, isolés par le blutage, privés de leur huile essentielle purgative, donnent aussi une farine qui a les mêmes propriétés que celle du soya, et qu'on peut encore lui substituer.

Privation de féculents et de sucre : tels sont les principes qui dominent la thérapeutique bromatologique du diabète. On défendra les pâtisseries, les pâtes, les légumes farineux, les sauces où entre la farine, presque tous les fruits, les racines sucrées, carotte, betterave, navet, les potages aux pâtes, aux bouillies, le lait. On permettra les viandes, le gibier, les volailles, le poisson, les légumes herbacés, les coquillages, les œufs, les fromages, les potages gras ou aux légumes non sucrés, la salade, le chocolat sans sucre ; comme boissons, le diabétique se contentera d'un peu de vin coupé d'eau alcaline, de café, de thé sans sucre ou saccharinés, de tisanes amères. On lui conseillera d'éviter les limonades, le vin mousseux, la bière, le cidre, les eaux gazeuses, l'alcool ; de boire aussi peu que le lui permettra sa polydipsie (il n'y a d'ailleurs aucun inconvénient à ce que la soif soit satisfaite modérément). Il se nourrira bien, sans excès mais sans privation, sous peine d'accroître sa prédisposition déjà très marquée aux invasions bacillaires.

D'autres régimes conseillés prescrivent, avec une rigueur promptement insupportable, le régime adipo-carné ou carné (Cantani, Naunyn), bien que le régime carné favorise le coma diabétique. Donkin conseille la **diète** lactée à raison de 6 litres de lait par jour. Dujardin-Beaumetz repousse, avec raison, ce régime qui introduit dans l'économie beaucoup de sucre dont l'assimilation n'est sans doute pas aussi nulle que Donkin le pense. De plus la surabondance de liquide ne peut que favoriser la gastrectasie, l'anorexie, l'atonie, etc....

Enfin, on doit considérer comme utiles aux diabétiques l'exercice physique, les soins de la peau par frictions et massages, l'usage de la flanelle, l'hydrothérapie, la vie calme, et la sobriété sous toutes ses formes.

RÉGIME DES ALBUMINURIQUES.

Le régime des albuminuriques repose, pendant une partie du traitement, sur l'emploi exclusif ou mixte du lait. Ce traitement qui s'applique aux néphrites aiguës, quand l'albumine y atteint une certaine proportion, aux néphrites infectieuses pendant la période fébrile des maladies dont elles sont une manifestation (comme la scarlatine), aux poussées aiguës des néphrites épithéliales et aux périodes des néphrites chroniques où l'albuminurie est intense et l'anasarque développée, aux néphrites interstitielles dans le cas d'imperméabilité du rein et de menaces d'urémie, ce traitement demande quelques précautions : il augmente l'élimination d'urée, diminue l'albuminurie, les hydropisies, améliore les fonctions digestives et introduit un aliment complet, dont l'albumine paraît être facilement assimilée ; il augmente la diurèse, excite la sécrétion rénale (Labadie-Lagrave). Il ne faut ni l'instituer, ni l'abandonner brusquement : c'est par transitions qu'il faut procéder, au début, pour habituer l'estomac, à la fin, pour revenir à la diète carnée. La durée du régime exclusif ne peut excéder six semaines sans risquer d'amener le dégoût, la diarrhée, un affaiblissement extrême, l'augmentation de l'albuminurie. Il n'est pas compatible avec un exercice physique quelque peu pénible et n'est qu'un régime d'entretien qui pèche un peu, chez l'adulte, par un défaut d'hydrocarbonés. Il a l'avantage de réduire au minimum les fermentations anormales et la résorption des produits toxiques.

Aussi, dans cette maladie où le rein s'irrite au passage de ces produits, il faut éviter surtout le bouillon, les extraits de viande, riches en potasse et en extractifs. Le moment où il faut cesser le régime est celui où la quantité d'albumine est tombée au minimum et reste stationnaire : il n'y a, dès lors, plus rien à gagner.

L'exagération de la diète lactée a des dangers que nous avons signalés.

La ration à prescrire est de 3 à 4 litres. On donne, de préférence, le lait bouilli pour éviter les transmissions infectieuses. On utilise alternativement le lait de vache, de jument, d'ânesse, de chèvre, tantôt sucrés, tantôt salés, tantôt aromatisés au laurier-cerise, etc., pour retarder le dégoût d'un régime qui doit être continué même la nuit. Pour passer de la diète lactée exclusive au régime ordinaire, on prescrit comme transition le régime mixte de G. Sée : lait, pain grillé, beurre, soupe, sucre, café ou thé, macaroni ; puis un régime plus nutritif, surtout féculent : aliments au lait, tapioca, riz, pâtes, chocolat au lait, fromages frais ; peu à peu, féculents légers, légumes cuits, viandes blanches ; on donne un seul repas azoté, au milieu du jour, et un souper au laitage, le soir.

Les inconvénients de la viande résultent de l'abondance des extractifs, de l'augmentation de l'urée et de l'albumine. Il convient donc de choisir, parmi les viandes, celles qui donnent le moins d'extractifs, les viandes et poissons très frais, les viandes blanches bien cuites, les viandes gélatineuses qui sont en même temps les moins riches en albumine. La diète carnée, — proscrite à certaines périodes, les mêmes qui indiquent le régime lacté, — améliore sensiblement l'état des brightiques anémiés dont le cœur faiblit sous l'influence de la débilité générale. Les viandes noires, crues, les fromages fermentés ne sont permis qu'avec mesure, à l'exclusion du gibier, des mollusques, des crustacés, des condiments et des épices. On ne permet les œufs que s'ils sont bien digérés, en petite quantité et bien cuits. On donne enfin le moins d'albumine possible et l'on y supplée, autant qu'on le peut, par la graisse et l'hydrocarbone. Les repas sont peu copieux, répétés ; on évite celui du soir, on tient compte de l'état de la digestion et on rejette ceux des aliments qui ne sont acceptés qu'avec peine et digérés incomplètement.

La boisson principale est le lait ; les boissons alcooliques sont absolument interdites, les boissons fermentées modérément tolérées : on choisit, parmi les tanniques, le vin coupé avec un peu d'eau naturelle ou alcaline. Le vin blanc est préférable encore au rouge. Les bières légères, le thé sont permis.

L'hygiène de la peau, les frictions sèches, stimulantes, l'étuve sèche, les bains de vapeur, l'exercice modéré, etc. rendent de précieux services, et complètent le traitement.

RÉGIME DES SCROFULEUX.

La scrofulose est encore un résultat de la nutrition ralentie (Bouchard). Le traitement en doit débuter dès l'enfance : bonne nourrice, sevrage opportun ; aliments substantiels, riches en azote et en graisse ; régime rouge, viandes de boucherie, beurre, huiles animales ; tendance au régime sec, vins toniques chargés en tanin ; vie au grand air, exercices, etc. A un degré plus élevé, quand on se trouve en présence de la tuberculose, le même régime est encore recommandé avec des soins particuliers à l'égard du tube digestif, dont l'intégrité a la plus extrême importance. La suralimentation et le gavage, dont nous avons parlé dans une autre partie de cet ouvrage, trouvent, dans cette affection, des indications fréquentes suivies d'effets remarquables.

RÉGIME DANS LA CHLOROSE.

Au début de la cure, les malades devront renoncer au vin, à la bière, au café, au thé, pour boire, à chacun des repas, soit un tiers de litre de lait pur non bouilli, soit un tiers de litre d'eau; se nourrir essentiellement de viandes de boucherie, volailles, œufs, poissons à chair maigre, légumes verts et fruits cuits, et prendre peu de pain et de féculents. Il ne faut pas, dit Hayem, insister pour les bourrer de viande, de vin pur, de bière forte, qui provoquent l'apparition de la dyspepsie, ou l'aggravent (Gilbert).

Régime dans l'anémie. — La nourriture se composera surtout de lait, de viandes rôties ou grillées, d'œufs crus ou peu cuits, de poissons, de légumes en purée, de fromage, de fruits cuits et confits. Le pain sera pris en petite quantité. La boisson sera formée soit de lait, soit de bière légère, soit d'eau additionnée d'une petite quantité de vin blanc ou de quelques gouttes de cognac (Gilbert).

Régime des névropathes. — On donnera la préférence aux aliments substantiels, la névropathie étant accompagnée ordinairement de faiblesse générale; on évitera les stimulants; il faut faire de larges concessions au goût de ces malades spéciaux dont le palais et l'estomac sont des plus capricieux et dont le tube digestif a des tolérances et des révoltes impossibles à prévoir.

Pour ces quatre derniers états pathologiques, le régime alimentaire, bien que toujours important, n'est qu'un élément du traitement, et nous avons dû nous borner à des indications.

TABLE DES MATIÈRES

CHAPITRE IV

Aliments tirés du règne végétal.

CHAPITRE V

Aliments gras et sucrés.

CHAPITRE VI

Des boissons.

CHAPITRE VII

Conditions qui peuvent exercer une influence sur l'alimentation.

27 248. — IMPRIMERIE GÉNÉRALE LAHURE

9, Rue de Fleurus, 9

Bulletin

des

Annonces.

F. VIGIER

**PHARMACIEN DE 1re CLASSE, LAURÉAT DES HOPITAUX ET DE L'ÉCOLE
DE PHARMACIE DE PARIS**

12, BOULEVARD BONNE-NOUVELLE - PARIS

SACCHAROLÉ DE QUINQUINA VIGIER — **Tonique, reconstituant**, fébrifuge, renfermant tous les principes de l'écorce. — *Dose :* 1 à 2 cuillerées à café par jour, dans une cuillerée de potage, eau, vin.

Prix du flacon représentant *20 grammes d'extrait :* **3 fr.**

PILULES BRÉO-FERRÉES VIGIER, SPÉCIALES CONTRE LA CONSTIPATION. — **Laxatives, n'affaiblissant pas,** même par un usage prolongé, dans le cas de *constipation opiniâtre.* — *Dose :* 1 à 2 pilules au dîner.

PASTILLES VIGIER AU BI BORATE DE SOUDE PUR. — 10 centigrammes par pastille, contre les *affections* de la *bouche*, de la *gorge* et du *larynx.* — *Dose :* 5 à 10 pastilles par jour

FARINE ALIMENTAIRE VIGIER au cacao. — **Nutrition des enfants en bas âge, allaitement insuffisant, sevrage.** — Les enfants sont *très friands* de cette préparation qui renferme tout le *beurre du cacao et ne constipe pas.*

CURAÇAOS MÉDICAMENTEUX (marque Wennings), **Kola-Coca-Curaçao, — Ferrugineux-Curaçao, — Purgatif-Curaçao,** etc.

CAPSULES D'ICHTHYOL VIGIER à **25** centigrammes. — *Dose :* 4 à 8 par jour, dans les maladies de la peau. — **OVULES** D'ICHTHYOL VIGIER employés en gynécologie.

EMPLATRES CAOUTCHOUTÉS VIGIER, TRÈS ADHÉSIFS, NON IRRITANTS. EPITHÈMES ANTISEPTIQUES VIGIER. — Remplacent les *Emplâtres Mousselines-Emplâtres de Unna, Sparadraps, Onguents; Pommades.* — Les principaux sont : Vigo, rouge de Vidal, oxyde de zinc, boriqué, ichthyol, salicylé, huile de foie de morue créosotée ou phéniquée, etc. — Nous recommandons tout spécialement à Messieurs les Chirurgiens notre **Sparadrap caoutchouté simple**, très adhésif, non irritant, aseptique, inaltérable et les bandes caoutchoutées.

SAVONS ANTISEPTIQUES VIGIER, **hygiéniques, médicamenteux.** — Préparés avec des pâtes neutres, ils complètent le traitement des maladies de la peau.

TRAITEMENT DE LA TUBERCULOSE par le **CARBONATE DE GAIACOL** VIGIER, en capsules de 10 centigrammes. — *Dose :* 2 à 6 capsules par jour.

MANGANO-FER VIGIER contre l'anémie, la **chlorose,** etc. — Le *mangani-fer Vigier* est un *saccharate de manganèse et de fer en dissolution,* d'un goût agréable, *extrêmement assimilable, fortifiant par excellence,* ne *constipe pas,* ne *noircit pas* les dents. — *Dose :* 1 cuillerée à soupe au moment des repas.